Elaine Stillerman · Wohltuende Massagen in der Schwangerschaft

Elaine Stillerman

WOHLTUENDE MASSAGEN

in der Schwangerschaft

KÖSEL

Übersetzung aus dem Amerikanischen: Maria Andreas, München.
Die Originalausgabe erschien unter dem Titel »Mother Massage. A Hand-book for Relieving the Discomforts of Pregnancy« by Dell Publishing (Delta), a division of Bantam Doubleday Dell Publishing Group, Inc., New York.

ISBN 3-466-34349-6

Druck und Bindung: Kösel, Kempten.
Zeichnungen © 1992 by Diana Kurz (S. 23, 24, 26, 28u., 33, 34, 38, 60, 65, 96, 97, 98u., 100, 101, 104, 109, 110, 111, 112, 113, 114, 115u.), © 1995 by Dagmar Kuschetz (S. 27, 28o., 30, 31, 32, 35, 36, 37, 39, 40, 41, 42, 43, 44, 47, 48, 49, 50, 52, 54, 55, 56, 57, 58, 59, 61, 66, 69, 70, 71, 72, 74, 75, 76, 77, 78, 79, 80, 85, 91, 92, 93, 94, 95, 98o., 103, 106 107, 115o.)
Foto der Autorin: © by Dieter Metzger.
Umschlag: Elisabeth Petersen, München.
Umschlagfoto: Bavaria Bildagentur, München (Lorentis).

1 2 3 4 · 99 98 97 96

Gedruckt auf umweltfreundlich hergestelltem Werkdruckpapier (Säurefrei und chlorfrei gebleicht)

Robert und Kaye in Liebe gewidmet

Die in diesem Buch dargestellten therapeutischen Maßnahmen verstehen sich nicht als Ersatz für medizinische Betreuung.
Wir raten jeder Frau unbedingt zu einer entsprechenden Schwangerschaftsvorsorge.

Dank

Ohne die Hilfe und Unterstützung aller Paare, mit denen ich gearbeitet habe, wäre dieses Buch nicht möglich gewesen. Besonders danken möchte ich Alice Brown, Bob Yoder, Jacalyn Barnett und Madeleine Morel.

INHALT

VORWORT

In der Schwangerschaft leiden viele Frauen an kleineren und größeren Beschwerden: Sodbrennen, Rückenschmerzen, geschwollene Knöchel, Muskelkrämpfe, empfindliche Brüste und Müdigkeit, um nur einige Beispiele zu nennen. Die Schulmedizin hat zur Linderung solcher Probleme wenig anzubieten. Auch die psychischen Auswirkungen der Schwangerschaft können die werdende Mutter zusätzlich belasten: die Veränderungen des Körperbilds, die Sorge um die Gesundheit des Babys, die neue Mutterrolle und überhaupt die Herausforderung durch ein Ereignis, das das eigene Leben radikal verändern wird.

Hier kann dieses Buch helfen. Mit ihm werden Sie die heilende Kraft therapeutischer und liebevoller Berührung erfahren. Sie werden entdecken, wie Sie die Freuden und Aufregungen der Schwangerschaft mit Ihrem Partner wirklich teilen können. Und Sie werden die vielen Möglichkeiten kennenlernen, wie Massage Ihnen Erleichterung verschaffen kann.
Mit einfachen Techniken, wie Streichen, Streifen, Kneten, Reiben und Klopfen, läßt sich viel erreichen: Sie und Ihr Partner werden gemeinsam lernen, wie Massage in der Schwangerschaft Spannungen nimmt, Sie auf die Geburt vorbereiten hilft und die Rückbildung erleichtert. Darüber hinaus erhalten Sie wertvolle Hinweise über Fußreflexzonenmassage, Ernährung, Heilkräuter und gymnastische Übungen.
Man spürt, mit wieviel Liebe dieses Buch geschrieben wurde. Meine Frau und ich haben die wohltuende Wirkung dieser Massagen an uns selbst erlebt. Ich möchte sie gern allen Eltern empfehlen, die neues Leben zur Welt bringen.

Dr. med. Ronald Ruden
Lenox Hill Hospital
New York

EINFÜHRUNG

Über die Heilwirkung von Massage auf fast jedes wichtige Körpersystem wurde schon viel geforscht und geschrieben. Ausführlich belegt ist auch, daß sich Massage hervorragend eignet, um Streß und seine schädlichen Folgen zu verringern.

Streß und Angst, die eine schwangere Frau empfindet, arbeiten immer gegen sie: Der Katecholaminspiegel im Blut steigt und hemmt die Wirkung von Oxytozin und anderen wehenanregenden Hormonen. (Katecholamine lösen bei Streß die »Kampf-oder-Flucht«-Reaktion aus.) Auch die Entwicklung des Fötus leidet darunter, mit anderen Worten: Alle Empfindungen der werdenden Mutter beeinflussen das Kind, das in ihr heranwächst.

Helfen kann hier die älteste Heilkunst, die Massage. In der Schwangerschaft entlastet Massage auf eine völlig unbedenkliche, angenehme und wirkungsvolle Art bei Streß, egal, ob er körperliche oder psychische Ursachen hat. Immer mehr Frauen wenden sich wieder ganzheitlicheren Heil- und Geburtspraktiken zu; Schwangerschaftsbeschwerden mit Massage zu behandeln kommt solchen Wünschen nur entgegen. Massage unterstützt Sie darin, Ihre Schwangerschaft beeinflussen zu können und Ihr Recht auf eine aktive Geburt zu verwirklichen. Jedesmal, wenn Sie auf eine der hier vorgestellten Behandlungen positiv ansprechen, wird Ihr Erfolg Sie stärken und Ihnen Selbstsicherheit, Vertrauen und das Gefühl verleihen, »alles im Griff zu haben« – wichtige Faktoren, die die Geburt erleichtern.

Dieses Buch wurde geschrieben, um den werdenden Eltern die Chance zu geben, sich für die Schwangerschaft zu engagieren. Väter nehmen heute an der Geburtsvorbereitung teil, erleben die Geburt mit und setzen sich auch am Arbeitsplatz immer stärker für Rechte von Vätern ein. Wenn ein Vater die hier beschriebenen einfachen Massagetechniken anwendet, kann auch er am neunmonatigen Prozeß der Schwangerschaft teilhaben und seiner Partnerin Unterstützung und Hilfe anbieten.

Die Intimität von Berührungen tut ein Zusätzliches, um zwei Menschen einander näherzubringen. In dieser Zeit erhöhter Sensibilität und Gefühlsintensität fördert Massage den Austausch zwischen den Partnern ganz besonders. Und während der Massierende seiner Partnerin hilft, die aufregende Erfahrung der Schwangerschaft zu genießen, entwickelt er selbst einen tieferen Bezug dazu.

Die einzelnen Massagen dauern nicht länger als 10 bis 15 Minuten, und die Abbildungen zeigen klar, worauf es ankommt. Die Behandlungen helfen bei vielen der häufigsten Schwangerschaftsprobleme und können so oft wie nötig durchgeführt werden.

Ich habe bei den Anleitungen immer deutlich gemacht, wann welcher der Partner angesprochen ist: Für die werdende Mutter sind insbesondere die Abschnitte über den Verlauf der Schwangerschaft und über Selbstmassage gedacht. An den werdenden Vater (oder jede andere Ihnen nahestehende Person, die Sie in der Schwangerschaft und bei der Geburt unterstützt) richten sich der größte Teil über Massagetechniken in Kapitel 2 sowie die Kapitel über Massage während der Wehen und nach der Geburt. Kapitel 3 betrifft beide Partner gleichermaßen.

Die Paare, mit denen ich arbeite, reagieren auf die Schwangerschaft äußerst unterschiedlich. Manche staunen, daß der Körper einfach weiß, was er zu tun hat. Andere brauchen die Versicherung, daß Schwangerschaft ein vorübergehender Zustand ist und die ursprüngliche Figur zurückkehren wird. Einig sind sich aber die meisten darin, daß sie sich dank der Massagen für die Geburt gestärkt und gut vorbereitet fühlen.

Nutzen Sie dieses Buch während Ihrer Schwangerschaft und in den Wochen danach. Das Kapitel über Ganzkörpermassage läßt sich auch später jederzeit anwenden, bei beiden Partnern. Damit hoffe ich, daß Sie mit diesem Buch viel Freude erleben und die Wohltaten der Massage lange genießen werden!

Elaine Stillerman
New York

1 DIE MASSAGETECHNIKEN

In Stammesgesellschaften nehmen die Frauen fast unmittelbar nach der Geburt ihre normalen Tätigkeiten wieder auf. Damit sie rasch in Form kommen, wenden sie zahlreiche natürliche Methoden an, zum Beispiel Massage, Einbinden des Bauchs, Heilkräuter, Diät und Dampfbehandlung der Dammregion. Diese Maßnahmen unterstützen die junge Mutter darin, zu Kräften zu kommen und schneller auszuheilen, zudem erleichtern sie spätere Geburten.

Massage ist eine sinnliche, entspannende und liebevolle Behandlungsform, die dazu noch den Vorzug hat, Ihnen besonders gutzutun – eine »Medizin«, die die meisten Menschen begeistert annehmen! In der Schwangerschaft spielen sich Veränderungen ab, die Streß für den Körper bedeuten. Massage ist eine wunderbare Möglichkeit, diesen Streß abzubauen und das allgemeine Wohlbefinden zu steigern. Zudem beseitigt sie effektiv und auf angenehme Weise viele der beschwerlichen Begleiterscheinungen. Gehen wir kurz den physiologischen Veränderungen nach, die bei einer Massage zu beobachten sind, und betrachten wir ihren Nutzen für Ihre eigene Gesundheit und die des Babys in Ihrem Bauch:

- Massage ist die Vorbereitung für eine leichtere Geburt. Selbstmassage des Damms (Bereich zwischen Vagina und Anus) macht diesen geschmeidig und elastisch. So läßt sich möglicherweise ein Dammschnitt vermeiden.

- Massage regt die Drüsensekretion an, stabilisiert den Hormonspiegel und lindert hormonelle Nebenwirkungen.

- Beinmassage kann Krampfadern verhindern; die entwässernde Wirkung der Massage fördert das Abschwellen von Ödemen (Wasseransammlungen) in den Extremitäten.

- Der Kreislauf kommt in Schwung, alle Körperregionen, einschließlich der Plazenta, werden stärker durchblutet. Damit wird das Körpergewebe

besser mit Nährstoffen versorgt und der Abtransport von Schlak-
kenstoffen beschleunigt.

- »Faule« rote Blutkörperchen, die an den Wänden der Blutgefäße hängen,
werden wieder in den Kreislauf zurückgeschleust; dadurch erhöht sich
insgesamt die Anzahl der verfügbaren roten Blutkörperchen. Das ist vor
allem für anämische Frauen wichtig. Ein Anstieg der roten Blutkörperchen verringert auch die Müdigkeit, da mehr sauerstoffhaltiges Hämoglobin ins Blut gelangt.

- Der Kreislauf im Lymphsystem wird angekurbelt, was ebenfalls mehr
Energie und weniger Müdigkeit bedeutet.

- Muskelverspannungen in Kreuz, Bauch und Schultern lassen sich durch
Massage stark verringern. Vor allem im letzten Drittel der Schwangerschaft werden Sie dafür dankbar sein.

- Bei regelmäßiger Massage kann sich der Muskeltonus erhöhen. Muskel-
verkrampfungen und Knoten lösen sich, Muskeln, Bänder, Sehnen und
Gelenke werden beweglicher – ein großer Vorteil für die Geburt.

- Massage beruhigt das Nervensystem und sorgt für notwendige Ruhe und
Entspannung. Das kommt auch Ihrem Baby im Bauch zugute. Erschöpfte
Nerven erhalten liebevolle, heilsame Zuwendung, Schlafstörungen kön-
nen sich bessern.

In fast allen ursprünglichen Kulturen wird die Geburt von Massage begleitet.
Der bekannte Anthropologe George Englemann, der sich mit Stammesge-
bräuchen beschäftigte, schrieb 1884: »Es gibt kaum ein Volk, ur- oder
neuzeitlich, das sich während der Wehen nicht der Massage oder des
Auspressens irgendwelcher Art bediente, selbst bei einem einfachen und
natürlichen [Geburts-]Verlauf.« (Zitiert nach Judith Goldsmith, s. Literatur)
Bei den Nama-Hottentotten Südafrikas massieren die älteren Frauen die
Schwangeren mehrmals in der Woche, um sie auf die Geburt vorzubereiten.
In Uganda bekommen werdende Mütter eine Behandlung, die ihre Gelenke geschmeidig macht, was die Geburt erleichtert. Frauen aus Kiribati
erhalten von Massage-Expertinnen »Waschungen«, die ihre Muskeln trai-
nieren, damit sie die Wehen gut überstehen.

Den Massagetechniken, die Sie anwenden werden, liegen Schwedische Massage, Akupressur und Fußreflexzonenmassage zugrunde. Zusätzlich erhalten Sie Informationen über Heilkräuter, Ernährung sowie Übungen und Positionen zur ganzheitlichen Gesundheitsfürsorge während der Schwangerschaft.

Die Griffe der Schwedischen Massage sind Streichen, Kneten, Reiben, Klopfen und Streifen.

Streichen

Damit beginnen und beenden Sie jede Massage. Die langen, gleitenden Striche bereiten die Muskeln für tiefere Arbeit vor und regen vor allem den Blut- und Lymphkreislauf an. Sie können Müdigkeit aus dem Körper vertreiben, weil sie den Abtransport von Schlackenstoffen fördern und dafür sorgen, daß mehr Nährstoffe in das behandelte Gewebe gelangen. Damit wird die große Bedeutung dieser Bewegungen für Schwangere klar: Sie helfen ihnen, ihre Müdigkeit zu überwinden. Das Streichen ist auch eine der angenehmsten und sinnlichsten Massagetechniken. In den Abbildungen wird Streichen mit kurzen, geraden Pfeilen angezeigt.

Kneten

Damit ist jede Art von Griffen gemeint, bei denen Muskeln über Knochen bewegt werden: außer dem eigentlichen Kneten auch Pressen, Rollen und Drücken. Kneten bewirkt eine Zunahme des Muskels an Größe und Kraft. In der Schwangerschaft stärkt Kneten den Tonus geschwächter und überlasteter Muskeln. Kreisendes Kneten wird durch bogenförmige Pfeile angezeigt.

Reiben

Reiben ist allgemein die angezeigte Behandlung bei Muskelkrämpfen und Verspannungen. Gerieben wird entweder kreisförmig bei Gelenken, deren Bewegungsspielraum und Flexibilität wiederhergestellt werden soll, oder quer über die dickste Stelle eines Muskels. Die letztgenannte Bewegung löst Muskelkrämpfe und ist von großer Wichtigkeit bei der Behandlung von Ischias.

Klopfen

Stellen Sie sich dabei vor, Sie spielen Trommel: Trommeln Sie mit den Handflächen oder mit den Fingerspitzen, und lassen Sie die »Schläge« rasch aufeinanderfolgen. Diese stimulierende Technik kann die Muskelkontraktion fördern, die Blutzufuhr in einen bestimmten Körperbereich erhöhen und die Reaktion der Nerven verbessern.

Streifen

Bei dieser sehr leichten, behutsamen Bewegung gleiten die Fingerspitzen am Körper entlang. Zweck des Streifens ist, das Ende einer Massagesequenz zu signalisieren und alle Nervenenden, die stimuliert wurden, zu beruhigen.

Akupressur

Akupressur ist die Grundlage von Shiatsu. Der Druck auf spezielle Punkte, die auf den Meridianen oder »Energieleitungen« liegen, löst blockierte Energie, beseitigt Verklebungen in den Muskeln, regt die Durchblutung bestimmter Körperregionen an und verhilft zu einem rundum entspannten Wohlgefühl.

Fußreflexzonenmassage

Diese alte Heilkunst widmet sich ausschließlich den Fußsohlen. Jeder Körperteil steht mit einem Punkt am Fuß in Verbindung. Durch den Druck auf bestimmte Punkte lassen sich Schwangerschaftsbeschwerden lindern; das Energieniveau steigt an, der allgemeine Gesundheitszustand verbessert sich.

Heilkräuter

Bei den in diesem Buch empfohlenen Tees und Kräutern handelt es sich überwiegend um Emmenagoga, das heißt Pflanzen mit Wirkung auf die weiblichen Fortpflanzungsorgane. Sie sind nicht toxisch. Viele der Zubereitungen, zum Beispiel Himbeerblättertee, können Sie täglich zu sich nehmen, um den Uterus zu kräftigen. Dosierung und Häufigkeit der Einnahme sind bei jedem Rezept angegeben. Doch beachten Sie bitte folgendes: Kräuter und andere Naturheilmittel sollten nie gleichzeitig mit konventionellen Medikamenten eingenommen werden, die Ihnen verschrieben wurden, und ohne Wissen Ihres behandelnden Arztes - vor wahlloser Selbstmedikation ist zu warnen.

Ernährung

Beim Thema Ernährung in der Schwangerschaft geht es zum einen um die Mengen, die Sie essen sollten, zum anderen um die spezifischen Nahrungsmittel, die Sie brauchen, um sich und Ihr Baby optimal zu versorgen. Manche Schwangerschaftsbeschwerden sind möglicherweise durch falsche Ernährung bedingt, wie zum Beispiel Anämie. Wann immer möglich, weise ich auf bestimmte Nahrungsmittel hin, mit denen sich solche Probleme beheben lassen. Im Anhang finden Sie eine Liste des Nährstoffbedarfs in der Schwangerschaft und Stillzeit, mit deren Hilfe Sie gesunde Mahlzeiten für sich und Ihre Familie zusammenstellen können.

Übungen und Positionen

Viele der Probleme, die während der Schwangerschaft entstehen, haben ihre Ursache in überlasteten Muskeln, Schwäche und schlechter Haltung. Einfache gymnastische Übungen sollen hier helfen, diese Beschwerden zu lindern. Das richtige Körpertraining verhilft Ihnen zu mehr Energie, kräftigt die Muskeln, die während der Schwangerschaft und Geburt am stärksten belastet werden, regt den Kreislauf an, verbessert die Elastizität der Gelenke und bringt Schwellungen in den Extremitäten zum Abklingen.
Eine der besten Bewegungsformen, bei denen der gesamte Körper durchgearbeitet wird, ist Schwimmen. Dabei werden die Gelenke nicht belastet, Herz und Kreislauf effektiv trainiert und die Muskeln gekräftigt. Gehen oder Radfahren sind ebenfalls ausgezeichnete Bewegungsmöglichkeiten, die Schwangere unbedenklich ausüben können. Zunehmender Beliebtheit erfreut sich das Training mit Gewichten, mit dem sich geburtsvorbereitend der Muskeltonus zusätzlich stärken läßt. Auch gibt es speziell auf Schwangere zugeschnittene Fitneß-Gruppen, die sehr nützlich sind, um die Gewichtszunahme in Grenzen zu halten und sich den Muskeltonus zu bewahren.
Als zusätzlichen Vorteil vermitteln Körperübungen einer Schwangeren auch das Gefühl, ihren sich ständig verändernden Körper etwas besser kontrollieren zu können; das stärkt ihr oft labiles Selbstwertgefühl.
Sprechen Sie auf jeden Fall mit Ihrem Arzt, bevor Sie mit einem Trainingsprogramm beginnen.

Wann Massage nicht angezeigt ist

In der Schwangerschaft gibt es Momente, in denen Sie *keine* Massage erhalten sollten. Nicht angezeigt sind Massagen, wenn

- Sie morgens an Übelkeit oder Erbrechen leiden,
- Sie vaginale Blutungen oder Ausfluß haben,

- Sie Fieber haben,
- Sie eine Abnahme der Bewegungen Ihres Babys über einen Zeitraum von 24 Stunden feststellen,
- Sie Durchfall haben,
- Sie Schmerzen im Bauch oder in anderen Körperregionen verspüren,
- Sie starke Schwellungen in Armen oder Beinen bekommen,
- Sie Prellungen, Hautreizungen oder Keloidnarben (dicke, rote, wulstige Narben, die vielleicht von einem früheren Kaiserschnitt oder von anderen chirurgischen Eingriffen stammen) haben; diese Stellen sind auszusparen,
- Sie gerade erst gegessen haben; warten Sie mindestens zwei Stunden,
- Ihr Arzt Einwände aus anderen medizinischen Gründen hat.

Was Sie brauchen

Sie brauchen keine spezielle Ausrüstung, um Massage als angenehme Erfahrung erleben zu können. Nötig sind jedoch:

- ein warmer, zug- und lärmfreier Raum,
- eine polsternde Schicht auf dem Boden, zum Beispiel ein Schlafsack, eine Matte oder eine Decke,
- Leintücher, um Polster und Möbel zu schonen, falls im Sitzen massiert wird,
- Handtücher,
- Kissen, eines davon für den Massierenden,
- Massageöl; gut geeignet ist auch einfaches Pflanzenöl (füllen Sie es in eine Plastikflasche ab, damit nichts zu Bruch gehen kann),
- Feuchtigkeitscremes oder Lotionen für das Gesicht, wenn Sie dort kein Öl verwenden möchten,
- saubere Hände und kurzgeschnittene Fingernägel,
- Musik und Kerzen, die eine entspannte Atmosphäre unterstützen.

2 MASSAGE GEGEN SCHWANGERSCHAFTS- BESCHWERDEN

Schwangerschaft bedeutet auch Streß, ausgelöst durch die Veränderungen im Körper und die ganz natürlichen Ängste und Befürchtungen. Eine Ganzkörpermassage gehört zu den wirkungsvollsten, angenehmsten und sinnlichsten Methoden, um Streß und seine schädlichen Nebenwirkungen abzubauen. Aber auch gängige Schwangerschaftsbeschwerden können durch gezielte Massagetechniken auf einfache und angenehme Weise gelindert werden.

Diese Techniken wurden in jahrelanger Forschung und Praxis entwickelt und bauen auf dem Grundsatz auf, daß Sie in der Lage sind, Ihre Schwangerschaft selbst zu beeinflussen, und daß ebenso Ihr Partner an dieser aufregenden Erfahrung teilhaben kann. Zum leichteren Nachschlagen folgen nun alphabetisch geordnet häufig auftretende Schwangerschaftsbeschwerden, die mit Körpermassage, Fußreflexzonenmassage, Heilkräutern, Ernährung und Übungen behandelt werden können.

Allergien und Nebenhöhlenbeschwerden

Auch wenn Sie noch nie an Allergien gelitten haben, können in der Schwangerschaft die Nasenschleimhäute anschwellen und zu einem dumpfen Gefühl in der Nase führen oder die Nasengänge regelrecht verstopfen. Oder die Schleimhäute trocknen aus, was Schmerzen in den Nebenhöhlen hervorrufen kann. Milchprodukte regen die Schleimabsonderung weiter an, daher ist es ratsam, wenn Sie sich auf Erzeugnisse aus fettarmer Milch beschränken und Ihren Kalziumbedarf aus anderen Quellen decken.

Zu kalziumreichen Nahrungsmitteln gehören zum Beispiel Magermilchpulver, Sardinen mit Gräten, Sojabohnen und Sojaprodukte (wie Tofu), Paranüsse, Haselnüsse und Mandeln, gemahlener Sesam, Algen (Wakame, Ama-nori oder Hijiki, die Sie in Naturkost- oder Asienläden bekommen), Hülsenfrüchte (wie Linsen, Kichererbsen und Pintobohnen) sowie dunkelgrünes Blattgemüse (wie Mangold, Löwenzahn, Spinat), Okra und Brokkoli.

Nahrungsmittel, auf die Sie allergisch reagieren, sollten Sie auf jeden Fall meiden. Auch verrauchte Räume können die Nasengänge zusätzlich reizen.

Tip

- Inhalieren Sie Dampf aus einem Inhaliergerät, einem Topf mit kochendem Wasser oder in der heißen Dusche. Verstopfungen in den Nasengängen lösen sich dabei und fließen ab. Geben Sie in das Wasser ein paar Tropfen Eukalyptusöl, das unterstützt das Abschwellen der Nasenschleimhäute. Hilfreich ist auch ein warmes, feuchtes Handtuch, das Sie sich direkt über die Nasennebenhöhlen aufs Gesicht legen.

Massage

- Die folgende Druckmassage können Sie selbst durchführen oder von Ihrem Partner machen lassen. Wer Kontaktlinsen trägt, nimmt sie am besten vorher heraus.
  Eine punktuelle Druckmassage auf die Nebenhöhlen ist eine sehr effektive Methode, um den Schleimabfluß zu fördern. Drücken Sie jeden Punkt (s. Abb. 2.1) 30 Sekunden lang.

1. Üben Sie auf die Punkte vorn auf der Stirn einen tief nach innen gehenden Druck aus.
2. Drücken Sie mit den kleinen Fingern auf die Nasenwurzel.
3. Arbeiten Sie sich an der Knochenkante an den Augenbrauen entlang.
4. Drücken Sie auf die Punkte in halber Nasenhöhe.
5. Pressen Sie die Punkte links und rechts von den Nasenflügeln nach innen.
6. Drücken Sie gegen die Mitte der Wangenknochen. Versuchen Sie, die Finger unter dem Knochen einzuhaken.
7. Reiben Sie der Nase entlang abwärts, und streichen Sie fächerartig zu den Wangenknochen hinüber.
8. Kneten Sie die Nackenmuskeln.

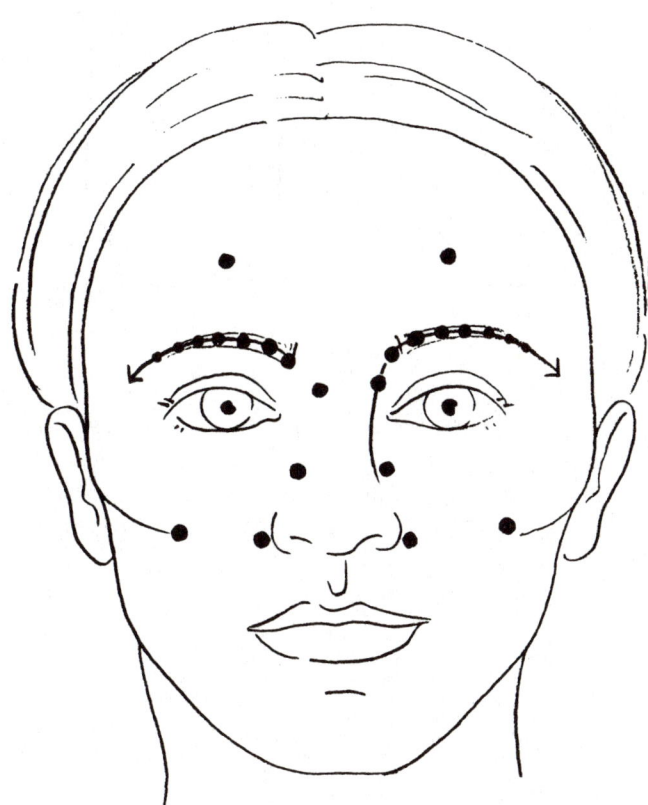

2.1 Druckpunkte bei Allergien und Verschluß der Nasennebenhöhlen.

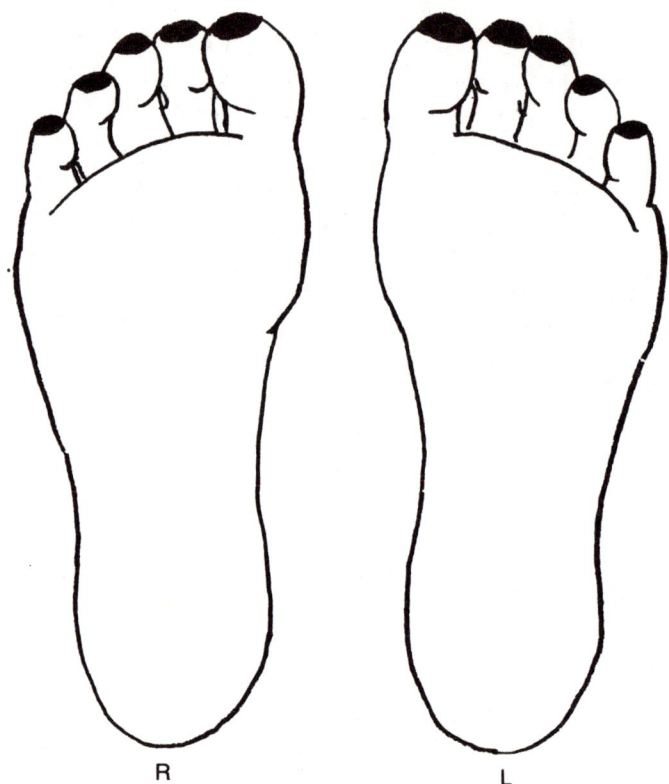

2.2 Reflexzonen bei
Allergien und Verschluß
der Nasennebenhöhlen.

R   L

Fußreflex-
zonen-
massage

● Auch hier können Sie selbst massieren oder sich von Ihrem Partner
massieren lassen.
Die Reflexzonen für die Nasennebenhöhlen liegen auf den fleischigen
Partien der Zehenspitzen (s. Abb. 2.2). Drücken Sie jeden Punkt 30
Sekunden lang.

Anämie

Wegen der erhöhten Anforderungen an den Körper der Schwangeren kommt eine Anämie sehr häufig vor. Das Blut weist dann einen zu niedrigen Hämoglobinspiegel auf. Hämoglobin, der rote Blutfarbstoff, bindet in der Lunge Sauerstoff an sich, den es in die Körperzellen transportiert. Ist nicht mehr genügend Hämoglobin vorhanden, leiden die Mutter und auch das heranwachsende Baby an Sauerstoffmangel.

Anämiesymptome sind Müdigkeit, Appetitlosigkeit, brüchige Nägel, stumpfe Haut, Schwindelgefühle und Blässe. Da zur Hämoglobinproduktion Eisen notwendig ist, besteht die Behandlung in der Erhöhung der Eisenzufuhr, entweder in Form eines vom Arzt verschriebenen Eisenpräparats oder durch spezifische Nahrungsmittel. Frauen, die Eisenpräparate einnehmen, leiden häufig an Verstopfung.

Eisenreiche Nahrungsmittel sind Leber, mageres Fleisch und Innereien, Fisch, Muscheln und Austern, Eier, Vollkorngetreide, Weizenkeime (zwei Eßlöffel täglich), dunkelgrünes Blattgemüse (wie Spinat, Löwenzahn, Mangold, Petersilie), Sojabohnen, getrocknete Pflaumen, Rosinen, Aprikosen und Mandeln. Empfehlenswert ist auch die Einnahme von einem Eßlöffel Melasse. Eisenhaltige Kräuter sind Löwenzahn und Ampfer.

Für die Eisenresorption sind Vitamin C und Kalzium notwendig; beides erhöht die Fähigkeit des Körpers, das Eisen aufzunehmen und zu verwerten. Eisen aus Fleisch oder Fisch läßt sich leichter aufschließen als das pflanzliche Eisen. Phosphate, die vor allem in Limonaden zu finden sind, hemmen die Eisenaufnahme.

- Durch den Partner. Eine Ganzkörpermassage vertreibt die Müdigkeit, die eine Anämie begleitet. Seit langem weiß man, daß Massage den Blut- und Lymphkreislauf anregt. Damit wird sauerstoff- und nährstoffreiches Blut in die Gewebezellen befördert, während Stoffwechselschlacken und Abfallprodukte beschädigten Gewebes aus den Zellen abtransportiert werden. Wird der Kreislauf stimuliert, kann sich die Zahl der roten Blutkörperchen erhöhen, wodurch mehr Hämoglobin produziert wird. Die Technik der Ganzkörpermassage wird in Kapitel 3 beschrieben.

Massage

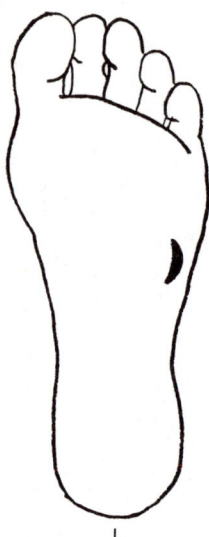

2.3 Die Reflexzone für die Behandlung von Anämie befindet sich nur am linken Fuß.

L

Fußreflex-
zonen-
massage

- Die Reflexzone für Anämie liegt am linken Fuß im Bereich der Milz (s. Abb. 2.3). In der Milz wird Eisen aufbereitet; dieses Organ spielt eine wichtige Rolle bei der Hämoglobinproduktion. Suchen Sie die Stelle am linken Fuß, und drücken Sie, bis Sie leichten Druck verspüren. Fußreflexzonenmassage kann unangenehm werden; arbeiten Sie sich langsam bis zur Toleranzgrenze vor. Halten Sie den Punkt so lange, bis Empfindlichkeit und Schmerzen verschwinden.

Brustbeschwerden

Vergrößerte und druckempfindliche Brüste gehören meist zu den ersten Anzeichen einer Schwangerschaft (die anfänglichen Schmerzen lassen nach den ersten drei Monaten nach). Da die Brüste ständig weiterwachsen, können sie ungewöhnlich schwer und empfindlich werden. Sie sind nun stärker durchblutet, während sich die Milchdrüsen auf die Milchproduktion vorbereiten, und im ganzen Brustbereich kann sich unter der Haut ein Netz von Adern abzeichnen. Der Warzenvorhof wird dunkler. Wohltuend ist hier eine Massage, die das Schweregefühl nimmt.

Sie brauchen sich nicht zu beunruhigen, wenn gegen Ende der Schwangerschaft durch die stimulierende Wirkung der Massage und die dadurch bedingte Hormonausschüttung etwas Milch austritt.

• Sie können selbst massieren oder sich von Ihrem Partner massieren lassen. Gehen Sie behutsam und nur mit leichtem Druck vor; vermeiden Sie eine direkte Berührung der Brustwarzen.

Massage

1. Geben Sie Öl oder Creme auf die Hände, und streichen Sie in Kreisen um beide Brüste. Der Druck sollte leicht und gleichmäßig sein.
2. Machen Sie mit den Fingerspitzen nun winzige Kreise auf einer Brust (s. Abb. 2.4). Sie werden harte Stellen spüren, vielleicht sogar vergrößerte Drüsen und Milchgänge. Massieren Sie behutsam. Dasselbe wiederholen Sie an der anderen Brust.
3. Legen Sie beide Handflächen flach auf die Seiten einer Brust, und streichen Sie langsam vom Warzenvorhof nach außen (s. Abb. 2.5). Wechseln Sie die Position der Hände um die Brust herum. Machen Sie dasselbe bei der anderen Brust.

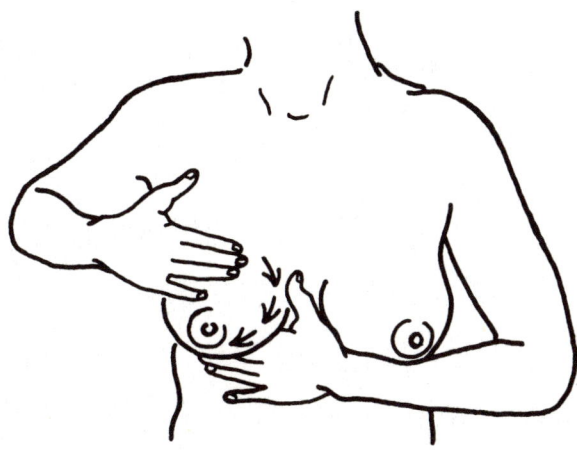

2.4 Kleine kreisende Bewegungen mit den Fingerspitzen lindern Brustbeschwerden.

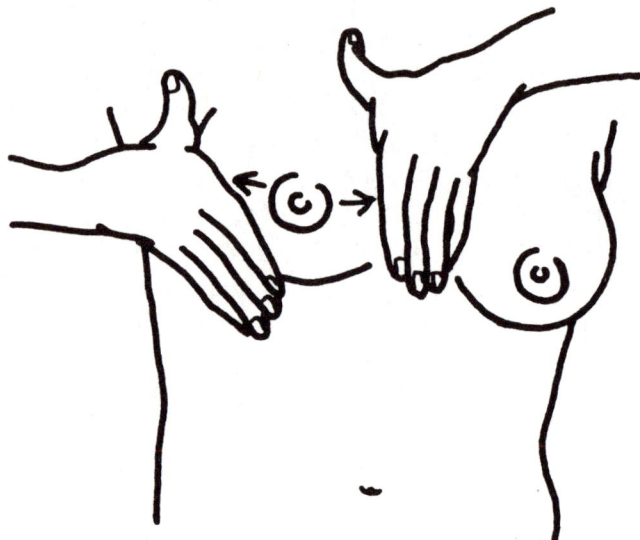

2.5 Streichen Sie von den Brustwarzen nach außen.

Fußreflex-zonen-massage

1. Drücken Sie auf der Fußoberseite zwischen den zweiten und dritten Zeh (s. Abb. 2.6).
2. Drücken Sie den Lymphpunkt auf der Fußoberseite zwischen dem großen und dem zweiten Zeh (s. Abb. 2.6).

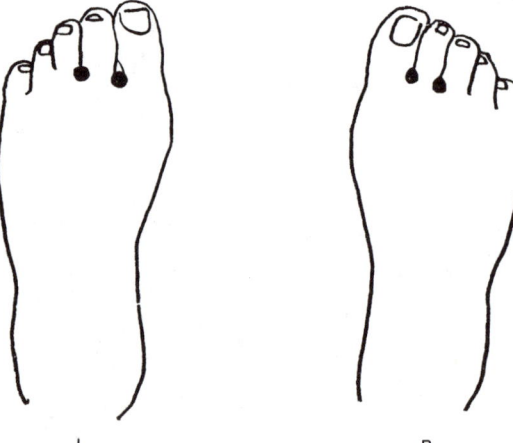

2.6 Reflexpunkt und Lymphpunkt bei Brust-beschwerden.

L   R

- Viele Frauen empfinden bei Brustbeschwerden einen stützenden BH als angenehm. Wenn Sie vorhaben, Ihr Baby zu stillen, können Sie Ihre Brustwarzen mit folgenden einfachen Methoden abhärten, damit sie nicht wund werden, wenn Ihr Baby daran saugt: Tragen Sie einen Still-BH mit geöffneten Klappen, damit die Brustwarzen gegen die Kleidung reiben. Nach dem Baden können Sie Ihre Brustwarzen mit einem Frottee-Waschlappen abreiben. Auch Sonnenbaden härtet die Brustwarzen ab. Cremen Sie Ihre Brüste danach immer ein, damit die Haut nicht trocken und rissig wird.

Tip

- Hier hilft ein Ingwer-Umschlag. Reiben Sie dazu eine Handvoll frische Ingwerwurzel in siedendes Wasser, etwa 15 Minuten köcheln lassen, vom Herd nehmen und den Sud etwas abkühlen lassen. Tauchen Sie zwei Waschlappen in die Ingwerlösung, wringen Sie sie leicht aus, und legen Sie sie als warmen Umschlag 30 Minuten lang auf Ihre Brüste. Tauchen Sie die Waschlappen alle 10 Minuten erneut in die Ingwerlösung.

Heil-kräuter bei Brust-beschwerden

- Wie bereits erwähnt, ist eine vorbeugende Abhärtung der Brustwarzen schon in der Schwangerschaft sehr günstig. Doch läßt sich unmöglich voraussehen, wie stark Ihr Baby Ihre Brustwarzen beanspruchen wird, und manchmal kommt es trotz Abhärtung zu wunden Brustwarzen. Verschütteln Sie zwei Tropfen Rosenöl mit 30 ml Mandelöl, und betupfen Sie die Brustwarzen damit; das wird den Schmerz lindern. Waschen Sie Ihre Brüste vor dem Stillen (keine Seife verwenden, das trocknet aus).

Gegen wunde Brust-warzen beim Stillen

- Mastitis oder Brustentzündung ist kein Grund, mit dem Stillen aufzuhören. Die Infektion heilt sogar besser ab, wenn Sie weiterstillen. Sie brauchen sich keine Sorgen zu machen, die Infektion an Ihr Baby weiterzugeben; es hat bereits dieselben Keime in Mund und Nase. Erhitzen Sie für einen Umschlag einen Liter Wasser, und rühren Sie wenige Tropfen Lavendelöl, Geranienöl und Rosenöl zu gleichen Teilen ein. Lassen Sie das Wasser auf eine angenehme Temperatur abkühlen, und legen Sie den damit getränkten Umschlag 10 bis 15 Minuten lang auf die Brüste.

Gegen Mastitis beim Stillen

Druckgefühl im Bauch

Die folgenden Übungen helfen auch bei Verstopfung, Blähungen und Sodbrennen.

Während Ihr Baby wächst, nimmt der Druck auf die Organe und das Gewebe im Unterleib zu. Dieser Druck kann unangenehm werden, doch Übungen, die die Muskeln im Bauchraum entspannen und kräftigen, können hier weiterhelfen. Sorgen Sie auch, wann immer möglich, für eine leere Blase und einen leeren Darm.

Becken-schräg-lage

1. Legen Sie sich auf den Boden, stellen Sie die Füße auf, und ziehen Sie sie in Richtung Po. Die Arme liegen an der Seite oder sind über dem Bauch gekreuzt.
2. Heben Sie ganz langsam den Po und die Wirbelsäule, soweit Sie können. Die Füße bleiben flach am Boden.
3. Halten Sie diese Position 5 bis 10 Sekunden lang. Normal weiteratmen!
4. Dann kehren Sie langsam in die Ausgangslage zurück: Legen Sie erst die Brustwirbel ab, dann Wirbel für Wirbel bis hinunter zum Kreuz. Tief Luft holen und ausatmen.
5. Wiederholen Sie die Übung viermal.

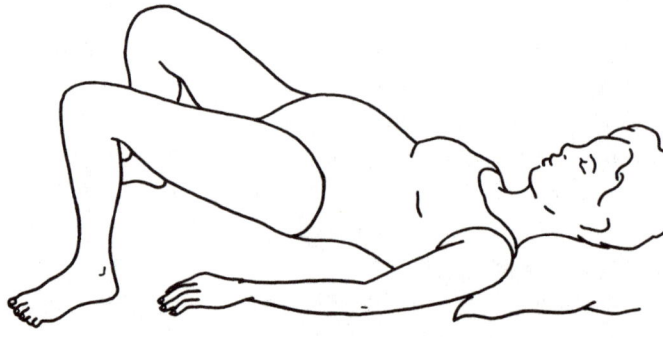

2.7 Beckenschräglage bei Druckgefühlen, Blähungen und Verstopfung.

1. Stützen Sie sich auf Hände und Knie, und achten Sie dabei auf einen möglichst geraden Rücken. Einatmen.
2. Ausatmen und dabei das Kreuz rund machen; gleichzeitig ziehen Sie das Kinn an die Brust. Halten und bis fünf zählen.
3. Einatmen und wieder in die Ausgangsstellung zurückkehren. Den Rücken dabei nicht schwingen oder durchhängen lassen.
4. Wiederholen Sie die Übung viermal.

Becken-kippen im Vier-füßler-stand

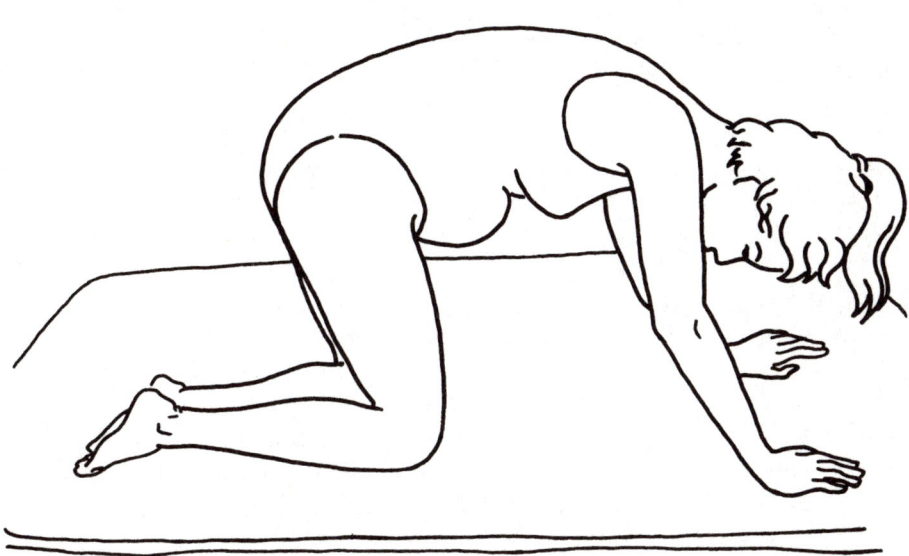

2.8 Beckenkippen im Vierfüßlerstand bei Druckgefühlen, Blähungen, Verstopfung und Kreuzschmerzen.

1. Knien Sie sich mit leicht gespreizten Beinen hin.
2. Beugen Sie sich zum Boden hinunter. Legen Sie den Kopf auf ein Ohr. Beide Arme ruhen neben den Beinen am Boden (s. Abb. 2.9).
3. Normal atmen. Bleiben Sie eine Minute lang in dieser Position liegen, und drehen Sie dann den Kopf auf die andere Seite. Ruhen Sie eine weitere Minute in dieser Position.

Ruhelage mit ange-zogenen Knien

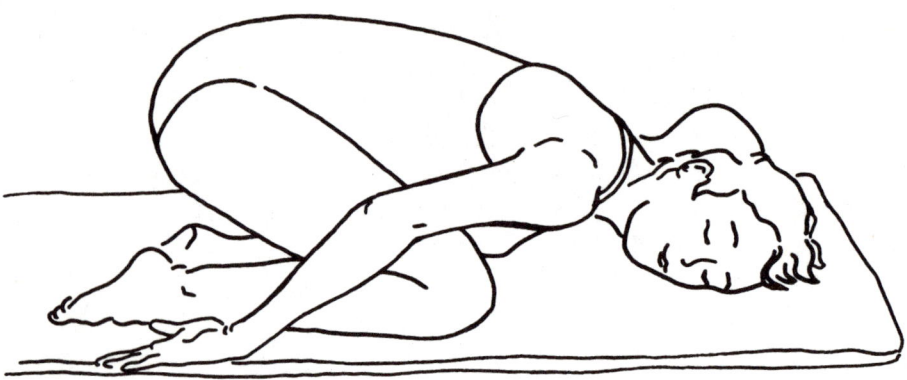

2.9 Ruhelage mit angezogenen Knien bei Druckgefühlen, Blähungen und Verstopfung.

Hämorrhoiden

Hämorrhoiden sind Krampfadern am Anus. Der Druck des heranwachsenden Babys kann dazu führen, daß die Hämorrhoiden anschwellen, jucken und brennen. Auch angestrengtes Pressen beim Stuhlgang trägt zur Bildung von Hämorrhoiden bei, wie auch das Pressen bei der Geburt.

Obwohl es für Hämorrhoiden keine spezielle Massagetechnik gibt, können Sie mit einer Ganzkörpermassage den Kreislauf anregen und damit das Abschwellen der Hämorrhoiden unterstützen.

Fußreflex-zonen-massage

• Am besten durch den Partner. Die Reflexzonen für die Behandlung von Hämorrhoiden liegen an den Fersen (s. Abb. 2.10). Drücken Sie an beiden Füßen wiederholt auf diesen Bereich, jeweils 15 bis 30 Sekunden lang. Bearbeiten Sie jeden Fuß fünf Minuten lang. Stimulieren Sie auch die Darm-Reflexzonen (s. S. 65), um die Darmtätigkeit anzuregen.

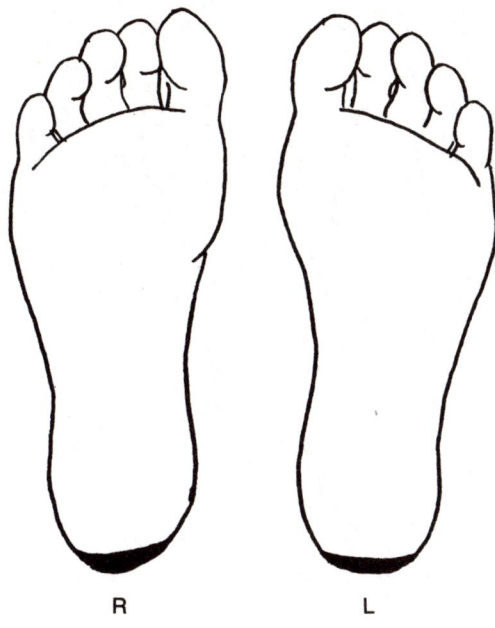

R   L

2.10 Die Reflexzonen
für Hämorrhoiden befin-
den sich an den Fersen
beider Füße.

• Dieselben Kegelübungen, die Sie zur Beherrschung der Vaginalmus-
keln machen (s. S. 85f.), pumpen das Blut aus den verdickten Hüftve-
nen heraus. Sie zielen in erster Linie darauf ab, die Schließmuskeln im
Beckenboden kontrollieren zu lernen, was die Rückbildung nach der
Geburt erleichtert. Spannen Sie dazu die Vaginal- und Analmuskeln
an. Falls Sie Schwierigkeiten haben, sie zu lokalisieren, dann setzen Sie
sich auf die Toilette und lassen eine kleine Menge Harn ab. Stoppen
Sie nun den Harnstrahl, und lassen Sie wieder locker. Damit haben Sie
die Schließmuskeln der Vagina betätigt; während dieses Vorgangs
kontrahiert auch der Anus.

Übungen

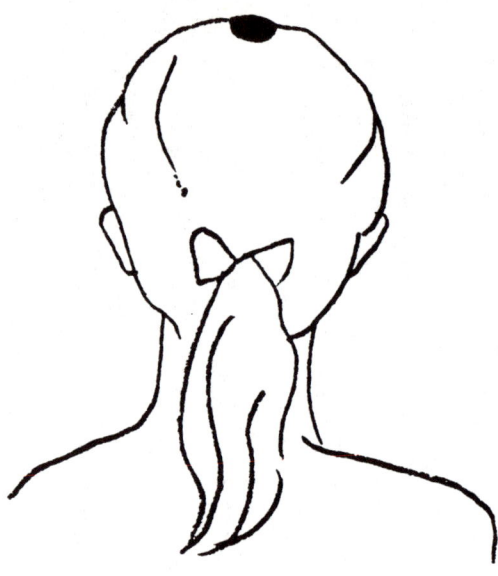

2.11 Akupressur-Punkt für die Behandlung von Hämorrhoiden.

- Am Scheitel liegt der Punkt für die Behandlung von Hämorrhoiden (s. Abb. 2.11). Drücken Sie ihn dreimal 15 Sekunden lang.

- Hamamelis, Zitronensaft oder Vitamin E, direkt auf die Hämorrhoiden aufgetragen, lassen diese schrumpfen. Ein Mangel von Vitamin B6 scheint die Entwicklung von Hämorrhoiden zu begünstigen. Achten Sie darauf, mit Ihrer Nahrung zuzüglich zum Vitamin-B-Komplex mindestens 10 mg Vitamin B6 zu sich zu nehmen.

Ischias

Ischias ist eine schmerzhafte Entzündung des Ischiasnervs. In der Schwangerschaft kann es durch den Druck oder die Lage des heranwachsenden Babys zu einer Reizung dieses Nervs kommen. Der Schmerz folgt der Nervenbahn, die mitten auf der Rückseite des Beins verläuft. Betroffen ist immer nur ein Bein.

Informieren Sie auf jeden Fall Ihren Arzt über Ihre Schmerzen, damit andere Erkrankungen oder Ursachen ausgeschlossen werden können. Schwangerschaftsbedingter Ischias verschwindet nach der Geburt. Mit Massage lassen sich die Schmerzen sehr gut lindern.

Da Rückenlage den Schmerz verstärken kann, sollten Sie bei dieser Massage auf der schmerzfreien Seite liegen, mit Kissen zwischen den Knien und unter dem Kopf. Massiert werden sollte nur das schmerzende Bein.

- Durch den Partner. Führen Sie jeden Griff dreimal durch, und benutzen Sie Massageöl.

  Massage

  1. Massieren Sie streichend das gesamte Bein auf der Vorder- und Rückseite, einschließlich Gesäß (s. Abb. 2.12).
  2. Kreisförmiges Kneten mit einer Hand, auch in der Gesäßregion, lindert die Entzündung. Legen Sie die andere Hand auf die Hüfte Ihrer Partnerin, aber üben Sie keinen Druck damit aus.

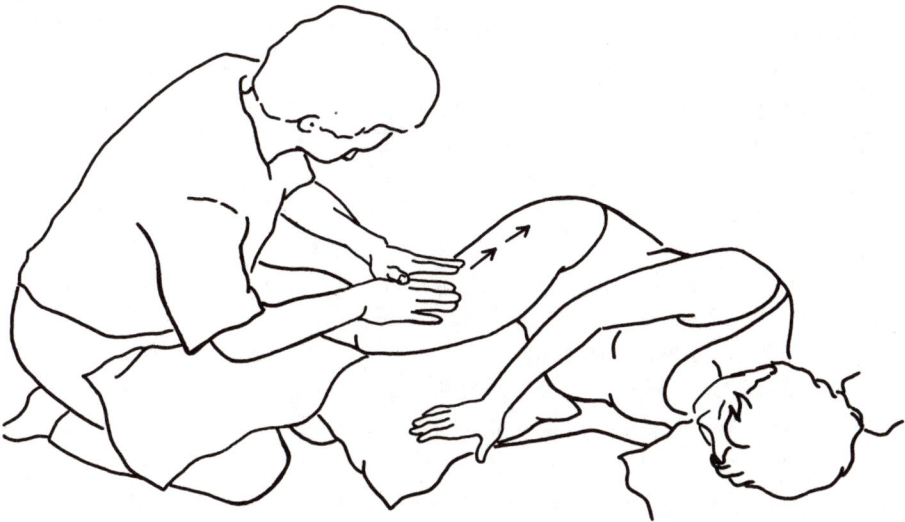

2.12 Streichmassage am Bein.

3. Massieren Sie mit beiden Daumen in kleinen Kreisen das Kreuzbein, den dreieckigen Knochen unten an der Wirbelsäule.
4. Mit beiden Daumen, die Sie immer wieder übereinanderführen, reiben Sie mit kleinen, schrägen Strichen mitten auf der Rückseite des Beins nach unten die Nervenbahn entlang (s. Abb. 2.13). Dies ist wichtig, um die Entzündung einzudämmen.

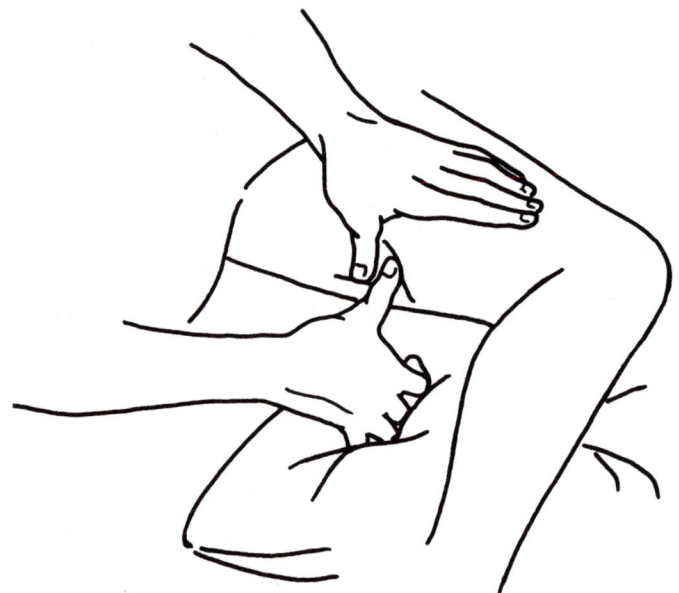

2.13 Schräges Reiben auf der Rückseite des Oberschenkels lindert Ischiasschmerzen.

5. Wiederholen Sie auf der Rückseite des Beins den ersten Massageschritt, das Streichen hoch zum Gesäß.
6. Klopfen Sie mit dem Handrücken sanft die ganze Rückseite des Beins ab, zum Schluß die Gesäßmuskeln. Konzentrieren Sie sich besonders auf die oberste Partie des Schenkels direkt unter dem Gesäß (s. Abb. 2.14).
7. Zur Beendigung der Massage streifen Sie behutsam mit den Fingerspitzen vom Gesäß bis zum Fuß (s. Abb. 2.15).

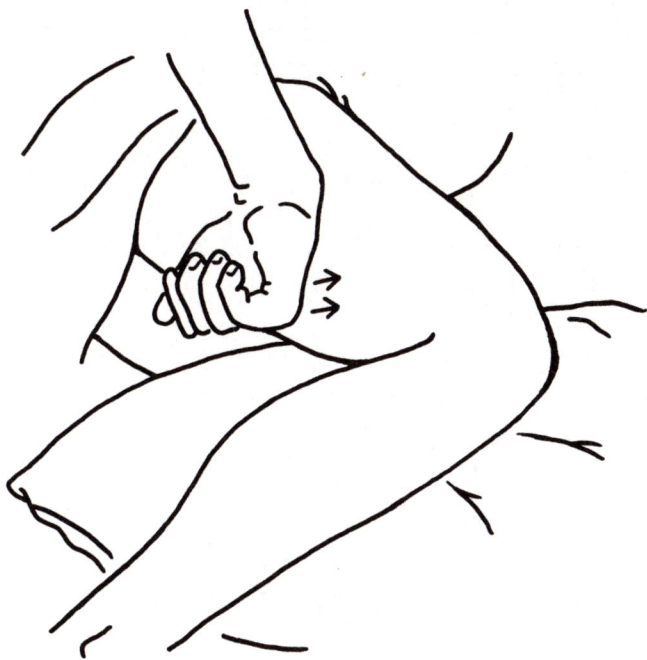

2.14 Sanftes Klopfen entlang der Bahn des Ischiasnervs.

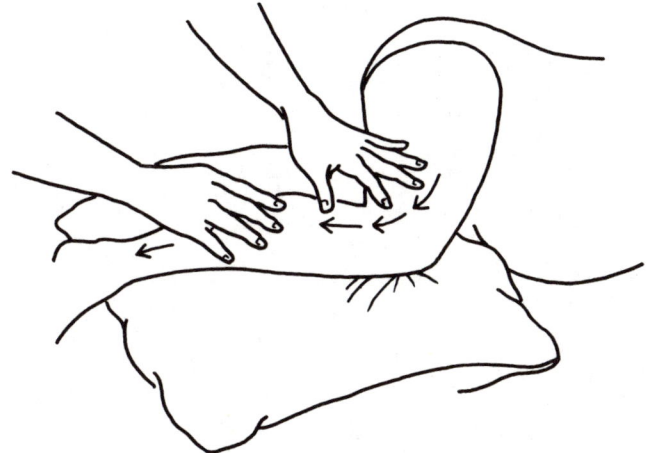

2.15 Streifen mit den Fingerspitzen zur Beruhigung des Ischiasnervs.

**Fußreflex-
zonen-
massage**

- Drücken Sie jeden Punkt 15 Sekunden lang, und lassen Sie dann fünf Sekunden lang los. Insgesamt dreimal wiederholen. Sie können dabei in einem Sessel sitzen.

1. Drücken Sie sehr vorsichtig den Bereich unterhalb des Knöchels (Abb. 2.16a).
2. Die Hüftpunkte um die Fersen spielen eine große Rolle bei der Linderung von Ischiasschmerzen. Drücken Sie sanft die Unterseite der Fersen (s. Abb. 2.16b).
3. Drücken Sie in die Mitte der Fersenunterseiten (s. Abb. 2.16c).

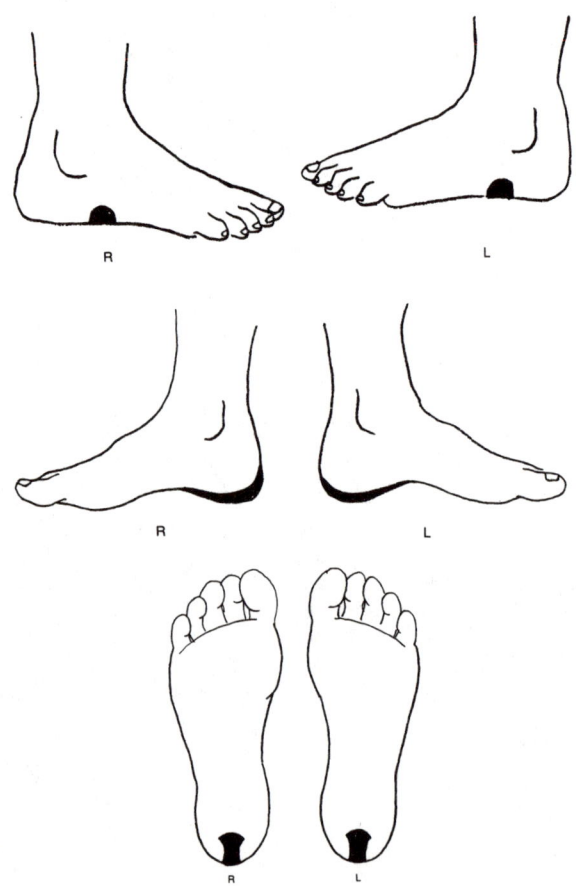

2.16 a-c Reflexzonen
für die Behandlung
von Ischias.

Kopfschmerzen

Die Ursache von Kopfschmerzen können hormonelle Veränderungen sein, aber auch blockierte Nebenhöhlen, Verstopfung und psychischer Streß.

- Durch den Partner. Ihre Partnerin legt sich hin und stützt Kopf und Knie mit Kissen ab. Sorgen Sie für gedämpftes Licht und Ruhe, und lassen Sie sie ein paar Minuten mit einem kalten Umschlag auf der Stirn ausruhen.

  Der Abschnitt über Allergien und Nebenhöhlenbeschwerden zeigt, wie Sie nebenhöhlenbedingte Kopfschmerzen behandeln können. Viele dieser Techniken lassen sich auch allgemein bei Kopfschmerzen oder Migräne anwenden.

  1. Lassen Sie sich hinter dem Kopf Ihrer Partnerin nieder. Entfernen Sie den Umschlag, fassen Sie behutsam mit beiden Händen unter den Kopf Ihrer Partnerin, und halten Sie ihn unter dem Nacken.

Massage

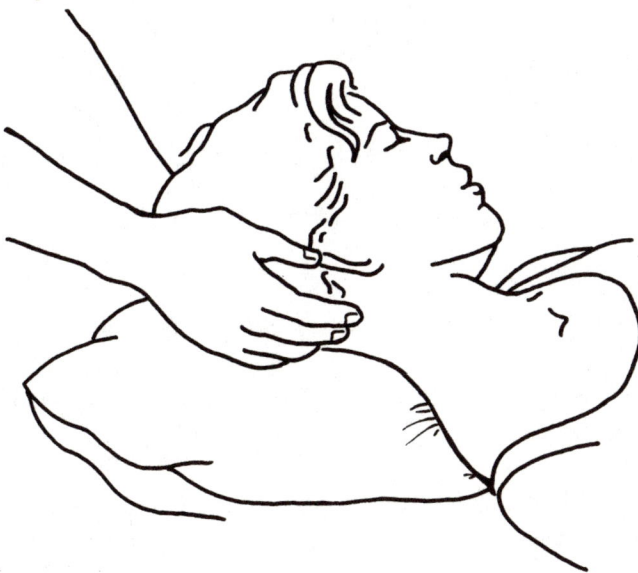

2.17 Heben Sie den Kopf Ihrer Partnerin behutsam hoch, und üben Sie einen sanften Zug aus.

Wenn sie ausatmet, heben Sie ihren Kopf vorsichtig einige Zenti-
meter hoch und ziehen sanft an ihrem Hals, bis sie einen leichten
Zug spürt (s. Abb. 2.17). Halten Sie diese Position mehrere
Atemzüge lang, während sich Ihre Partnerin entspannt.

2. Lassen Sie den Kopf auf das Kissen zurücksinken. Dann »shampoonieren« Sie die Kopfhaut mit Fingerspitzen und Daumen. Das regt
   die Durchblutung an und löst Verspannungen.

3. Mit beiden Daumen drücken Sie die Kopfhaut in Abständen von
   knapp einem Zentimeter, beginnend am Haaransatz bis zum Scheitel. Arbeiten Sie mit dem Atem Ihrer Partnerin: immer beim
   Ausatmen drücken. Falls Sie auf einen besonders empfindlichen
   Punkt treffen, verweilen Sie dort mehrere Atemzüge lang.

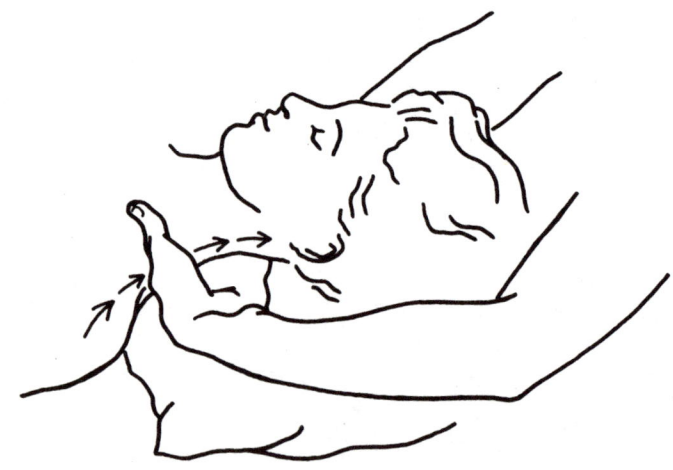

2.18 Streichmassage
von den Schultern zum
Nacken.

4. Streichen Sie von den Schultern bis zum Nacken (s. Abb. 2.18).
   Mehrmals wiederholen.

5. Kneten Sie die Nackenmuskeln durch. Zum Schluß wiederholen
   Sie die Streichmassage von den Schultern bis zum Nacken.

Heilkräuter • Brennesseltee (drei Eßlöffel auf eine Tasse) oder Matetee (ein Teelöffel
auf eine Tasse) sind beides wirksame Mittel gegen Kopfschmerzen.

Krämpfe in den Beinen

Krämpfe, vor allem in den Waden, können unglaublich schmerzhaft sein und treten meist ohne Vorwarnung im Schlaf oder beim morgendlichen Räkeln auf. Da sich der Fuß dabei in einer Spitzfußstellung befindet, löst sich der Krampf oft, wenn Sie den Fuß in die entgegengesetzte Richtung strecken.

- Sie können sich selbst massieren oder sich von Ihrem Partner massieren lassen. Legen Sie den Finger direkt auf die Mitte des Muskels, auch »Bauch« des Muskels genannt. Pressen Sie auf den Knoten, den Sie spüren – dabei läßt der Krampf oft nach (s. Abb. 2.19). Dann reiben Sie vorsichtig die Rückseite des Beins aufwärts und abwärts. Gehen Sie nicht zu heftig vor, da nach einem starken Krampf eine tiefe oder kräftige Massage eine erneute Kontraktion der Muskeln auslösen kann. Rollen Sie den Muskel hin und her, als ob Sie ihn schütteln wollten (s. Abb. 2.20). Dabei entspannen sich die tiefer gelegenen Muskelfasern. Kreisen Sie mit dem Fuß in beide Richtungen, und strecken Sie die Ferse durch. Falls Sie wiederholt an Krämpfen leiden, kann eine häufige Massage des gesamten Beins (s. Kapitel 3, Ganzkörpermassage) helfen, die Muskeln kräftig und geschmeidig zu halten. Bei Krämpfen in den Zehen oder Oberschenkeln folgen Sie denselben Grundprinzipien.

Massage

- Die Ursache von Krämpfen kann in Kalziummangel liegen. Achten Sie darauf, genügend kalziumhaltige Nahrungsmittel zu sich zu nehmen.

Ernährung

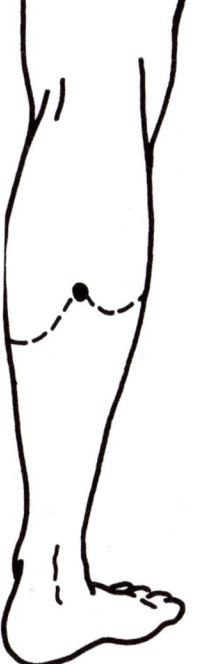

2.19 Drücken Sie zur Lösung des Krampfs direkt in die Mitte des Wadenmuskels.

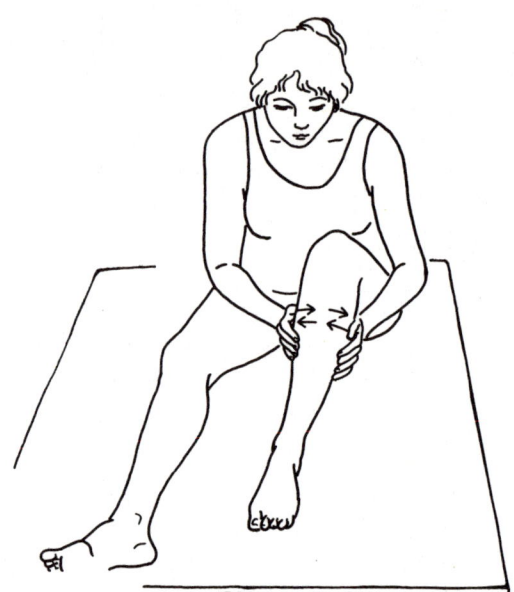

2.20 Rollen Sie den Wadenmuskel hin und her, um den Krampf zu lindern.

Im Abschnitt über Allergien und Nebenhöhlenbeschwerden finden Sie eine Liste von kalziumreichen Lebensmitteln. Kalzium ist für die Kontraktionsfähigkeit der Muskeln unerläßlich. Ein Mangel daran ist in der Schwangerschaft nicht selten, da Ihr Körper besonders beansprucht wird und auch das heranwachsende Baby einen großen Bedarf an diesem Mineralstoff hat.

Übungen

• Jede Übung, die die Wadenmuskeln sanft dehnt, ist von Vorteil.

1. Stellen Sie sich etwa 60 Zentimeter vor einer Wand auf, die Füße sind schulterbreit voneinander entfernt. Lehnen Sie sich zur Wand, wobei die Beine gerade und die Fersen am Boden bleiben (s. Abb. 2.21). Wiederholen Sie das mehrere Male.

2. Setzen Sie sich auf den Boden, und winkeln Sie ein Bein an, um sich besser abstützen zu können. Strecken Sie das andere Bein vor sich aus. Einatmen. Beim Ausatmen greifen Sie nach den Zehen des gestreckten Beins. Ziehen Sie die Zehen sanft zu sich hin, das

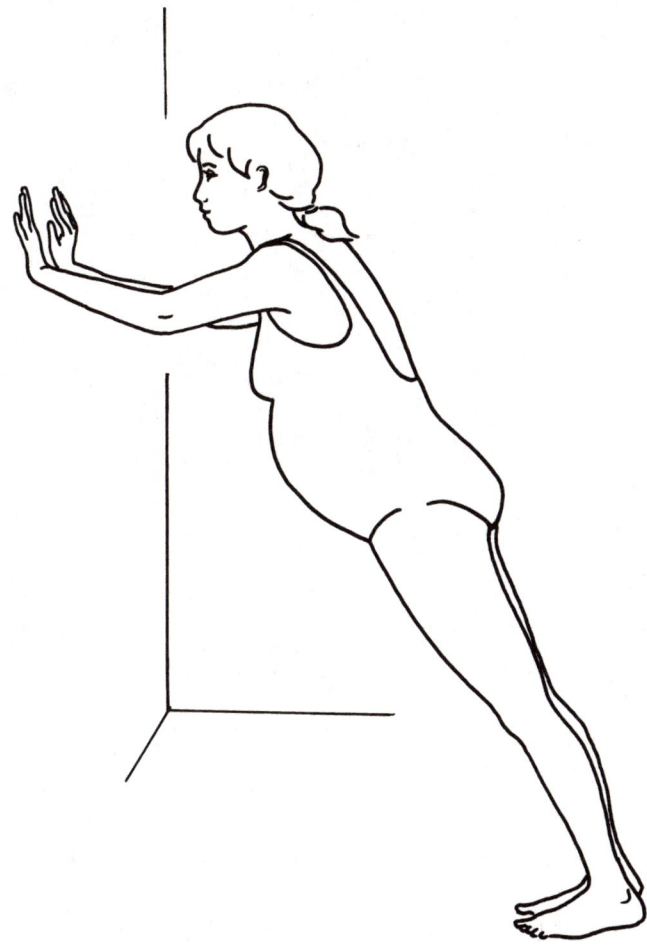

2.21 Eine Dehnung der Wadenmuskulatur kann Häufigkeit und Stärke von Waden-krämpfen verringern.

Knie bleibt gestreckt (s. Abb. 2.22). Sie werden auf der Rückseite der Oberschenkel in den Muskeln, die mit den Kniesehnen ver-bunden sind, einen Zug spüren. Halten Sie die Dehnung 10 Sekunden lang, und atmen Sie normal weiter. Beim anderen Bein wiederholen.

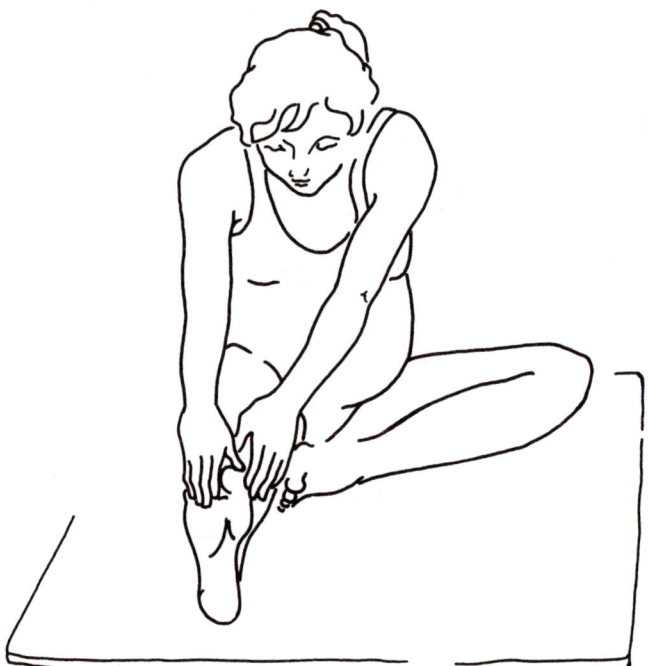

2.22 Ziehen Sie die Zehen sanft zu sich, und halten Sie dabei das Knie gestreckt.

Krampfadern

In der Schwangerschaft steigt der Progesteronspiegel an und nimmt den Blutgefäßen (Venen und Arterien) ihre Spannkraft. Diese werden schlaffer, und der Druck auf die Beckenvenen sowie der erschwerte Rückfluß venösen Bluts aus den Beinen kann dazu führen, daß sich in den Venen Ausbuchtungen bilden: Krampfadern.

Auf Krampfadern darf nie direkt massiert werden, doch eine allgemeine Beinmassage trägt zur Abschwellung der Venen bei. Dieselbe Behandlung wirkt auch bei Ödemen wohltuend, wobei immer besonders darauf zu achten ist, keinen Druck auf die geschwächten Venen auszuüben.

- Ausgezeichnet ist Gehen oder jede andere Form von Aktivität, bei der kein verstärkter Druck auf die Beine ausgeübt wird. Ein Hochlagern der Beine nimmt ebenfalls Druck von den Venen.

  Übungen

- Wenn Sie zu Krampfadern neigen, sollten Sie täglich als Zusatzpräparate 100 mg Vitamin C und 600 I.E. Vitamin E einnehmen.

  Ernährung

Müdigkeit

In der Schwangerschaft verlangsamt sich der Stoffwechsel, daher fühlen Sie sich müde. Hören Sie auf Ihren Körper, und ruhen Sie sich so oft wie möglich aus. Hormonelle Veränderungen führen ebenfalls zu Müdigkeit, wie auch das zusätzliche Gewicht. Das vergrößerte Blutvolumen, das den Kreislauf bremst, Kurzatmigkeit, Verstopfung, Anämie und der Mangel an bestimmten Nährstoffen tragen dazu bei, daß Sie sich matt, antriebslos und müde fühlen.

- Durch den Partner. Eine leichte Ganzkörpermassage (wie in Kap. 3 beschrieben) vertreibt die Müdigkeit. Da Massage den Kreislauf anregt, gelangt mehr Sauerstoff ins Gewebe. Abfallprodukte werden rascher ausgeschieden, verspannte Muskeln lösen sich. Das Nachklingen der tiefen Entspannung verjüngt geradezu. Massage fördert auch den Schlaf; dies ist die Medizin, nach der Ihr Körper verlangt.

  Massage

- Jede Form von Bewegung, die den Kreislauf insgesamt stimuliert, ohne Sie zu erschöpfen, ist von Vorteil. Sprechen Sie auf jeden Fall mit Ihrem Arzt oder Ihrer Hebamme, wenn Sie ein Übungsprogramm aufnehmen wollen. Wenn Sie vor der Schwangerschaft immer aktiv waren, sollten Sie es auch bleiben. Ist Ihr Körper daran gewöhnt, als Folge regelmäßiger Bewegung Endorphine zu produzieren, die ein regelrechtes »High« hervorrufen können, dann bricht die Ausschüttung dieses Hormons ab, falls Sie plötzlich damit aufhören. Auch das kann sich als Müdigkeit bemerkbar machen.

  Übungen

Falls Sie nicht regelmäßig körperlich aktiv waren, ist jetzt ein guter Zeitpunkt, um damit anzufangen. Lassen Sie sich von Ihrem Arzt oder Ihrer Hebamme beraten, und machen Sie sich dann auf die Suche nach einer Sportgruppe, die speziell für Schwangere ausgerichtet ist.

Ernährung   • Bei richtiger Ernährung bleibt Ihre Energie erhalten. Eisen ist in der Schwangerschaft ein wichtiger Nährstoff (s. den Abschnitt über Anämie, der eine Liste eisenhaltiger Nahrungsmittel enthält). Eisen beugt der Entstehung einer Anämie vor, die oft von Müdigkeit begleitet wird. Eiweiß, ein weiterer wichtiger Nahrungsbaustein, der Müdigkeit abwehrt, findet sich in Fleisch, Fisch, Geflügel, Eiern, Käse und Hülsenfrüchten. Damit Sie selbst und Ihr Baby ausreichend mit Protein versorgt sind, sollten Sie zu jeder Mahlzeit und Zwischenmahlzeit eine Portion aus dieser Gruppe von Nahrungsmitteln essen.

Ödeme

Schwellungen in den Extremitäten treten sehr häufig in den letzten Wochen der Schwangerschaft auf. Ödeme in den Füßen sind meist das Ergebnis des Drucks, den das Köpfchen Ihres Babys auf die Beckenvenen ausübt, wodurch der Blutrückfluß aus den Beinen behindert wird. Eine weitere Ursache ist das zusätzliche Gewicht, das Sie tragen müssen. Obwohl Ödeme unangenehm sein können, neigen Frauen, die daran leiden, weniger zu Frühgeburten und haben durchschnittlich etwas größere Babys als jene, die keine Ödeme entwickeln. Die Schwellungen gehen zum größten Teil auf Ansammlungen von Körperflüssigkeit zurück, können jedoch auch Symptom einer ernsthafteren Störung sein, der Schwangerschaftstoxikose. Sie sollten also auf jeden Fall Ihren Arzt oder Ihre Hebamme davon unterrichten.

Massage hilft, Ödeme abzubauen; dieses Wissen hat sich weitgehend durchgesetzt. Studien konnten nachweisen, daß Lymphdrainage den Abfluß von Flüssigkeit aus Ödemen unterstützt und das Urinvolumen vergrößert.

Die Haltung, die für den Rückfluß venösen Bluts am günstigsten ist, ist die Seitenlage auf der linken Körperseite. Auch das Hochlagern von Händen und Füßen über die Höhe des Herzens hinaus läßt Schwellungen abklingen. Legen Sie sich mehrmals täglich mindestens 15 Minuten lang in dieser Haltung hin.

- Durch den Partner. Da die Gebärmutter bei Rückenlage auf die große Bauchvene drückt (Vena cava), bringt die Massage die besten Ergebnisse, wenn Ihre Partnerin entweder auf der Seite liegt oder möglichst aufrecht mit hochgelagerten Beinen in einem Sessel oder auf dem Sofa sitzt. Letzteres ist eine angenehmere Position, und auch die Massage läßt sich effektiver durchführen.

Massage

1. Diese Massage zielt speziell auf Beinödeme ab. Legen Sie als Möbelschutz ein Handtuch unter die Beine. Verwenden Sie Öl, und beginnen Sie mit einem mehrmals wiederholten leichten Aufwärtsstreichen entlang des Oberschenkels, vom Knie zur Hüfte (s. Abb. 2.23).

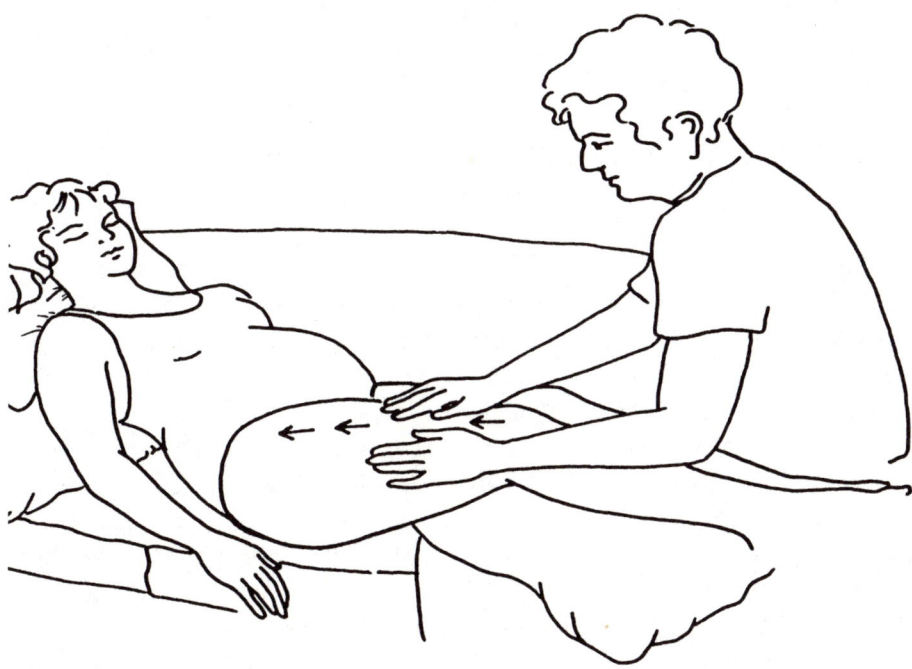

2.23 Streichmassage zur Linderung von Ödemen.

Wiederholen Sie das auf der Rückseite des Schenkels. Dann bearbeiten Sie den Oberschenkel noch einmal, diesmal mit kräftigeren Strichen, die mehr in die Tiefe der Muskeln gehen.

2. Reiben Sie mit flachen Händen in großen, entgegengesetzten Kreisen vom Knie bis zur Hüfte. Bearbeiten Sie die Unterseite des Oberschenkels genauso.

3. Dann ziehen Sie mit den Daumen kleine Kreise in der Gegenrichtung, vom Knie bis zur Hüfte (s. Abb. 2.24).

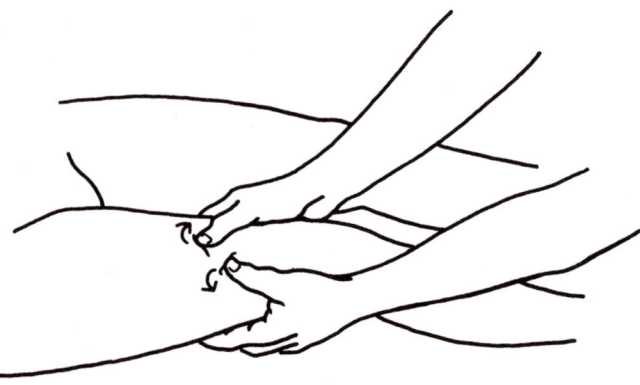

2.24 Daumenkreisen in der Gegenrichtung auf dem Oberschenkel.

4. Streichen Sie vom Knöchel bis zur Hüfte hoch, ohne direkten Druck aufs Knie auszuüben. Dann streichen Sie die Rückseite des Beins hoch, von der Wade bis zur Hüfte. Gehen Sie allmählich mehr in die Tiefe.

5. Jetzt kommt der Fuß an die Reihe: Heben Sie das Bein ein paar Zentimeter, und umfassen Sie die Ferse Ihrer Partnerin mit Ihrer linken Hand (s. Abb. 2.25). Streichen Sie mit der rechten Hand leicht über die Achillessehne, vom Wadenansatz nach unten. Machen Sie das abwechselnd mit der rechten und linken Hand, in einer einzigen fließenden Bewegung. Mehrmals wiederholen. Der Knöchel sollte locker und beweglich in Ihren Händen liegen.

6. Legen Sie das Bein wieder in der ursprünglichen Position ab. Umfassen Sie den Fuß so, daß die Daumen auf dem Fußrücken oberhalb der Zehen liegen, die Zeigefinger auf der Fußsohle. Da die Ödeme an den Füßen

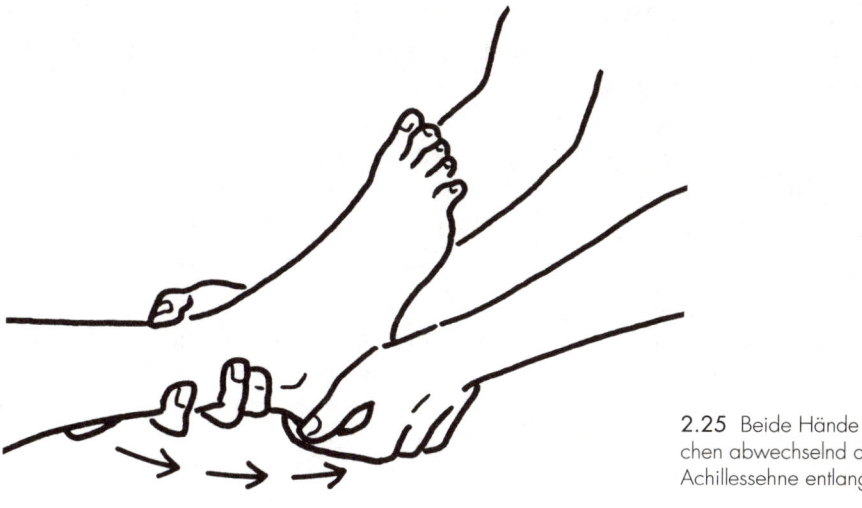

2.25 Beide Hände streichen abwechselnd die Achillessehne entlang.

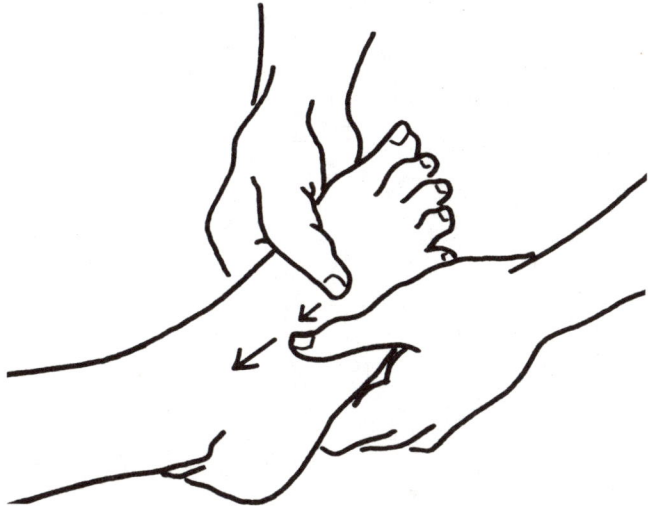

2.26 Abwärtsstreichen mit Druck auf den Fußrücken.

wahrscheinlich ausgeprägter sind, massieren Sie anfangs sehr behutsam. Streichen Sie nach unten in Richtung Ferse, und üben Sie dabei mit den Daumen Druck auf den Fußrücken aus (s. Abb. 2.26). Dann streichen

Sie nach oben in Richtung Zehen, wobei der Druck auf der Fußsohle liegt. Wiederholen Sie diese Bewegung fließend und gleitend, und massieren Sie zunehmend stärker. Beenden Sie diese Sequenz unbedingt mit einem Abwärtsstreichen.

7. Streichen Sie jeden einzelnen Zeh abwärts. Lassen Sie jeden Zeh dreimal nach links und dreimal nach rechts kreisen.

8. Legen Sie eine Hand unter die Ferse, die andere umfaßt den Fuß oberhalb der Zehen. Jetzt lassen Sie den Fuß dreimal nach links und dreimal nach rechts kreisen (s. Abb. 2.27).

9. Als Abschluß der Beinmassage streichen Sie noch ein paarmal von den Knöcheln zur Hüfte, auf der Vorder- und Rückseite des Beins.

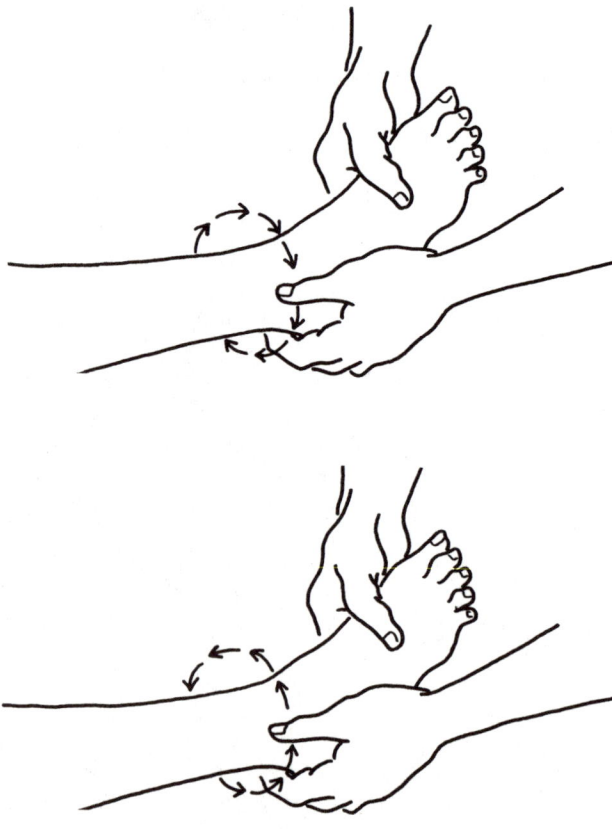

2.27 Den Fuß dreimal nach links, dreimal nach rechts kreisen lassen.

Lassen Sie Ihre Partnerin mit hochgelagerten Beinen (bzw. Armen) ruhen. Die Schwellungen sollten nun merklich nachlassen. Auch das Kreisen mit den Zehen (bzw. Fingern) und mit den Knöcheln (bzw. Handgelenken) regt den Abfluß an.

Bei der Massage geschwollener Arme und Hände gehen Sie im Prinzip genauso vor wie bei der Bein- und Fußmassage: Um den Abfluß überschüssiger Körperflüssigkeit zu unterstützen, beginnen Sie, die Partie des Arms zu massieren, die dem Rumpf am nächsten liegt (am proximalen Ende) und arbeiten sich weiter abwärts bis zu den Stellen, die am weitesten vom Rumpf entfernt liegen (dem distalen Ende). Massiert wird immer in Richtung Rumpf.

Bei der Armmassage kann Ihre Partnerin sitzen oder auf der Seite liegen. Halten Sie sich an dieselbe Reihenfolge und dieselben Griffe wie bei der Beinmassage, massieren Sie also den Oberarm wie den Oberschenkel, den Unterarm wie den Unterschenkel. Wichtig ist es, ganz um den Arm herumzumassieren, wie Sie es auch beim Bein getan haben.

Die Handmassage unterscheidet sich leicht von der Fußmassage:

1. Mit dem Daumen massieren Sie auf dem Handrücken die Zwischenräume zwischen den einzelnen Mittelhandknochen.
2. Streichen Sie jeden Finger entlang vom Nagel in Richtung Handfläche, und lassen Sie dann jeden Finger dreimal nach links und dreimal nach rechts kreisen.
3. Drehen Sie die Hand um, so daß die Handfläche oben liegt. Massieren Sie die Handfläche mit Ihren Daumen in kleinen, einander entgegengesetzten Kreisen (s. Abb. 2.28). Stützen Sie dabei die Hand mit Ihren anderen Fingern ab.
4. Drehen Sie die Hand wieder um. Drücken Sie behutsam auf die Oberseite jedes Fingers, und ziehen Sie ihn dabei vorsichtig in die Länge.
5. Beenden Sie die Armmassage mit ein paar streichenden Griffen vom Handgelenk bis zur Schulter, an der Vorder- und der Rückseite des Arms (s. Abb. 2.29).

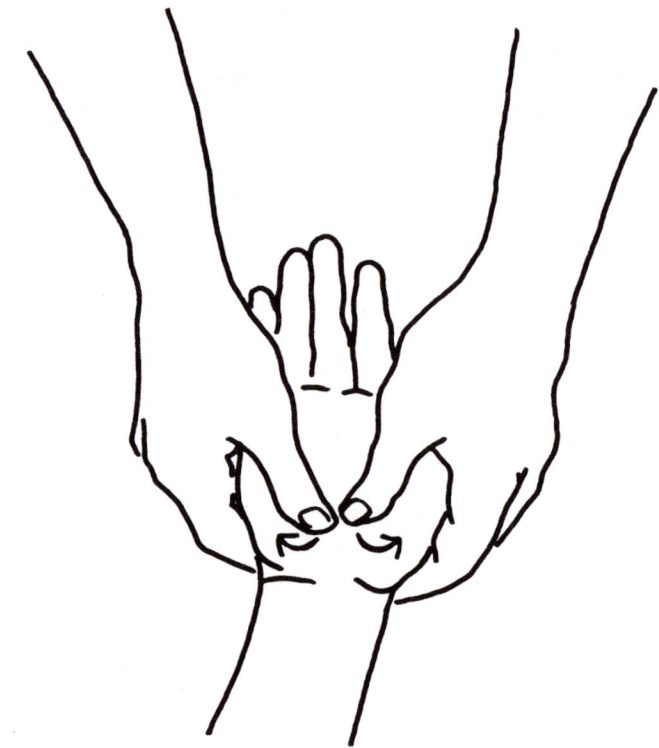

2.28 Kleine Kreise in Gegenrichtung auf der Handfläche.

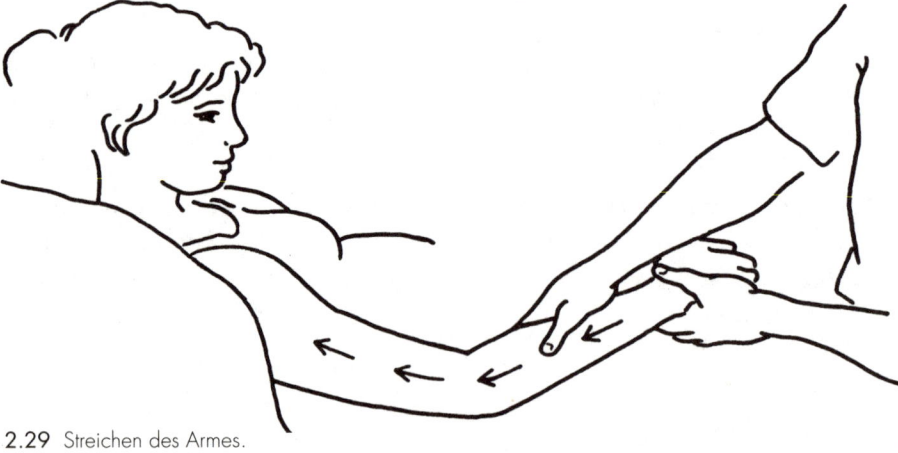

2.29 Streichen des Armes.

- Obwohl das in der Schwangerschaft ausgeschüttete Progesteron die Nieren zu einer verstärkten Salzausscheidung anregt, sollten Sie Salz nur zurückhaltend verwenden. Ernähren Sie sich ausgewogen und nährstoffreich, wozu auch Salz in Maßen gehört. Trinken Sie täglich mindestens acht Glas Wasser. Vitamin B6 in Verbindung mit dem Vitamin-B-Komplex unterstützt den Abbau von Ödemen; Sie benötigen dazu täglich nur 25 bis 50 mg.

Ernährung

- Hand- und Fußbäder wirken entspannend und beruhigend und lassen Schwellungen abklingen. Lösen Sie 8 Eßlöffel Epsom-Bittersalz (Magnesiumsulfat) in einem halben Liter kochendem Wasser auf, und gießen Sie es zu dem warmen Wasser in Ihrem Badegefäß. Das Wasser sollte bis über die Knöchel reichen. Wenn Sie ein Vollbad nehmen wollen, dann lösen Sie 500 ml Magnesiumsulfat in zwei Liter kochendem Wasser auf und fügen es dem Badewasser zu.

Tip

Rückenschmerzen

Rückenschmerzen sind die am häufigsten vorkommenden Schwangerschaftsbeschwerden, vor allem in den letzten drei Monaten. Die Verlagerung des Gewichts, die Verschiebung des Schwerpunkts und die Gewichtszunahme belasten die Rückenmuskeln, die dann schmerzen können.

- Durch den Partner. Ihre Partnerin kann liegen oder auf einem Stuhl sitzen. In beiden Positionen stützt sie sich bequem mit Kissen ab.

Massage

Obere Rückenpartie, im Sitzen

1. Stellen Sie sich in bequemer Haltung hinter Ihre Partnerin.
2. Gießen Sie etwas Öl auf Ihre Hände, und reiben Sie diese kräftig, damit sich das Öl erwärmt. Mit dem ersten Massagegriff verteilen Sie das Öl auf dem Rücken der Frau: Streichen Sie von der Mitte des Rückens hinauf zu den Schultern (s. Abb. 2.30). Zwei- bis dreimal wiederholen, bis die Haut gleichmäßig eingeölt ist.
3. Wiederholen Sie das Streichen mit einem tieferen Druck. Umkreisen Sie jede Schulter mit je einer Hand.

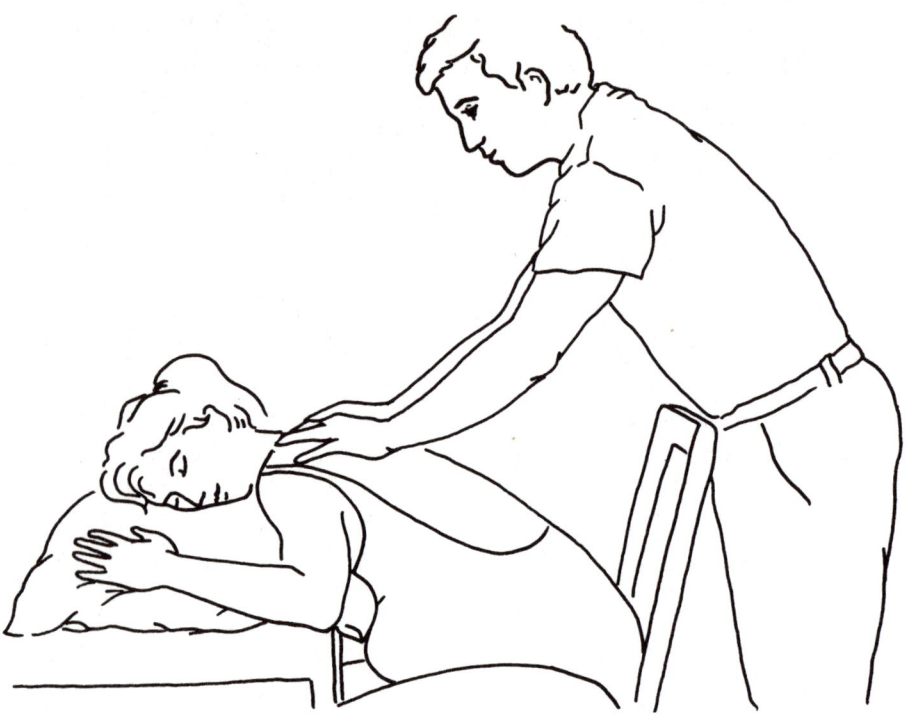

2.30 Streichendes Massieren der oberen Rückenpartie.

4. Mit den Daumen massieren Sie in kleinen Kreisen an den Rändern des Schulterblatts entlang (s. Abb. 2.31). In diesem Bereich gibt es viele empfindliche Druckpunkte: Wenn sich die Massage an einem Punkt besonders gut anfühlt – Ihre Partnerin schmerzhaft-wohlig stöhnt –, dann verweilen Sie dort einige Zeit, und lassen Sie die Daumen solange kreisen, bis der Schmerz nachläßt.

5. Kneten Sie die obere Schulterpartie behutsam mit Ihren Handflächen.

6. Legen Sie Ihrer Partnerin eine Hand auf die Stirn, nachdem sie den Kopf nach vorn hat sinken lassen. Mit der anderen Hand reiben Sie den Nacken auf und ab (s. Abb. 2.32). Mehrmals wiederholen.

7. Ihre Hände gleiten auf die Schultern Ihrer Partnerin zurück. Wiederholen Sie noch ein paarmal den ersten Griff, das Streichen von der Rückenmitte hinauf zu den Schultern.

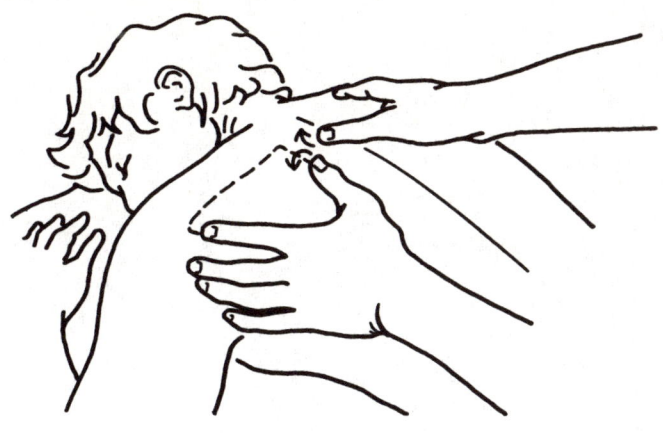

2.31 Kreisen an den Rändern des Schulterblattes entlang.

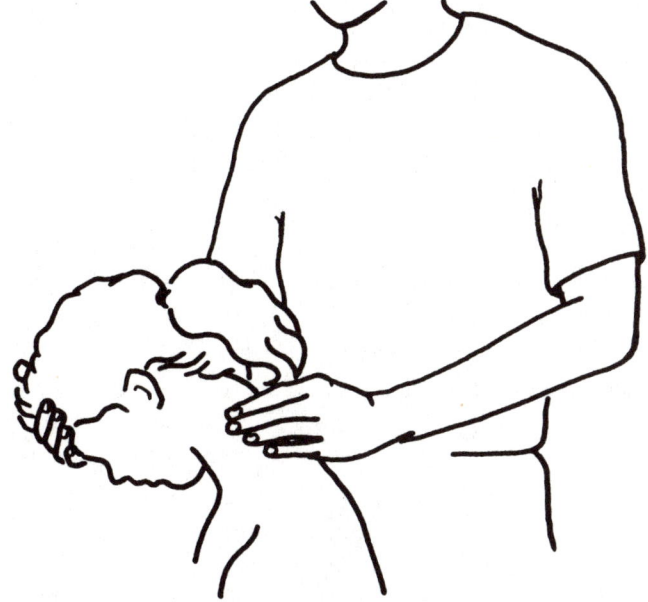

2.32 Reiben des Nackens.

Es ist immer gut, eine Massage genauso zu beenden, wie sie begonnen hat. Damit signalisieren Sie den Abschluß der Massage. Sie können jederzeit die Griffe wiederholen, die besonders wohltuend waren.

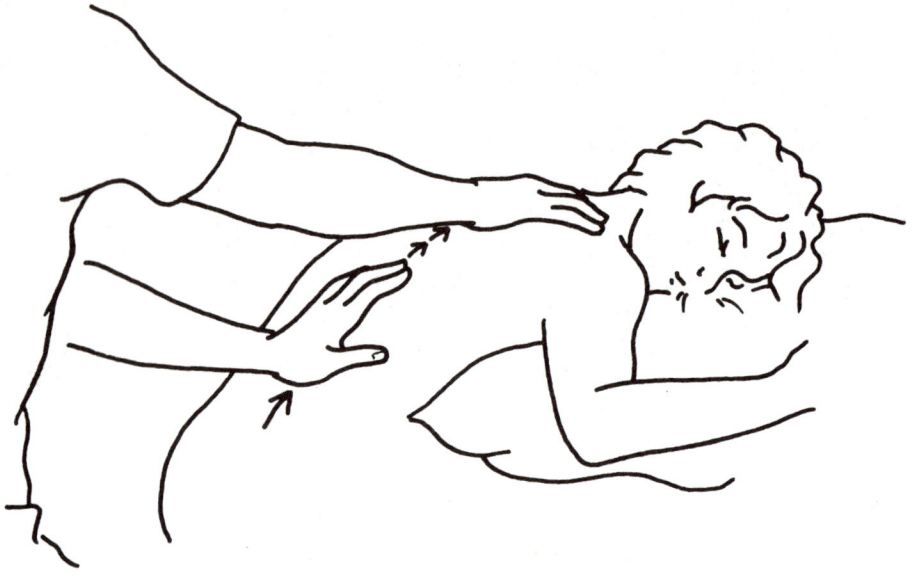

2.33 Den Rücken entlang streichen.

Untere Rücken-partie, im Sitzen

1. Nach der Massage der oberen Rückenpartie stellen Sie sich auf eine Seite Ihrer Partnerin und streichen mit einer Hand am Rückgrat entlang den ganzen Rücken hoch, auf der Seite, die Ihnen zugewandt ist. Arbeiten Sie von der Hüfte bis zur Oberseite der Schultern (s. Abb. 2.33). Wiederholen Sie das ein paarmal, bevor Sie auf der anderen Seite dasselbe machen.

2. Knien Sie sich hinter Ihre Partnerin, und legen Sie beide Daumen auf deren Kreuzbein (den kleinen dreieckigen Knochen unten an der Wirbelsäule). Massieren Sie direkt auf dem Knochen in kleinen Kreisen, mit beiden Daumen in Gegenrichtung (s. Abb. 2.34).

3. Streichen Sie nochmals über den gesamten Rücken, diesmal mit beiden Händen gleichzeitig.

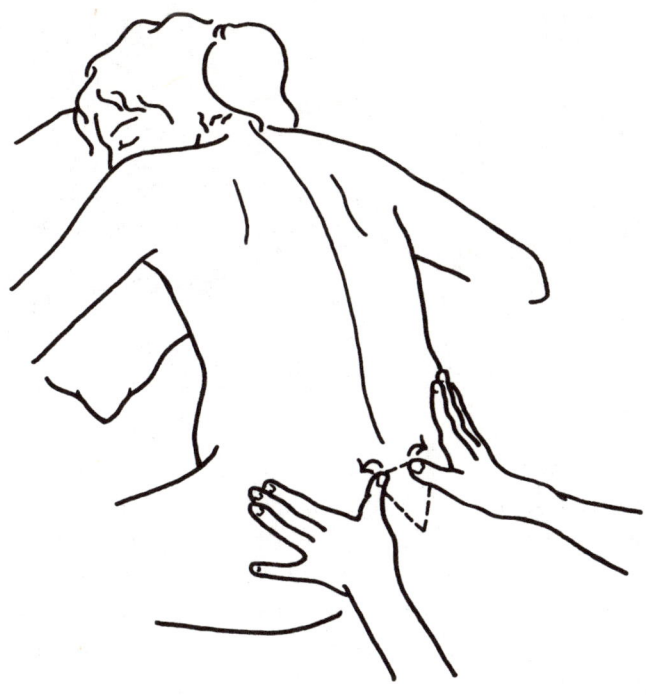

2.34 Daumenkreisen in Gegenrichtung auf dem Kreuzbein.

- Die Frau muß für diese Massage auf der Seite liegen und sich mit Kissen abstützen: ein Kissen unter dem Kopf, ein zweites zwischen den Knien. Sie kann auch ein Kissen unter den Bauch legen, falls das bequemer für sie ist (s. Abb. 2.35). In dieser Position können Sie immer nur eine Seite des Rückens massieren.

Rücken-
massage,
im Liegen

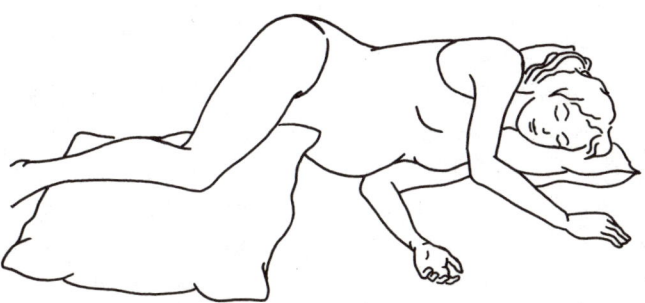

2.35 Seitenlage, mit Kissen abgestützt.

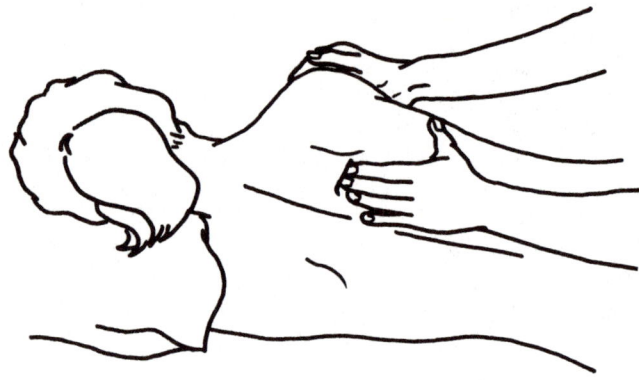

2.36 Streichmassage des Rückens in Seiten-lage.

1. Setzen Sie sich hinter Ihre Partnerin. Stützen Sie mit einer Hand die Oberseite ihrer Schultern. Streichen Sie nun von der Hüfte zur Schulter hinauf, dann um die Schulter herum (s. Abb. 2.36). Wiederholen Sie diesen Griff mehrere Male, und steigern Sie jedesmal den Druck.

2. Umkreisen Sie die gesamte Schulter. Konzentrieren Sie sich auf diesen Bereich, und streichen Sie wiederholt darüber, mit jeweils gesteigertem Druck. Dann streichen Sie den Nacken hinauf und hinunter.

3. Kneten Sie vorsichtig die Muskeln auf der Oberseite der Schultern.

4. Mit den Daumen massieren Sie in kleinen Kreisen am Rand des Schulterblatts entlang (s. Abb. 2.37). Massieren Sie anschließend in einem größeren Kreis mit der flachen Hand um die ganze Schulter herum.

5. Wenn Sie spüren, daß sich die Muskeln entspannen, können Sie größeren Druck ausüben. Stützen Sie mit einer Hand die Schulter, und massieren Sie mit den Fingerspitzen in kleinen Kreisen den großen, seilartigen Muskel direkt neben der Wirbelsäule (s. Abb. 2.37). Den Druck zur Wirbelsäule hin ausrichten. Arbeiten Sie vom Nacken bis zur Hüfte hinunter, und streichen Sie dann zum Abschluß von der Hüfte zum Nacken hinauf.

6. Wenn Sie den Rücken bearbeiten, dürfen Sie den Nacken und die Hüften nicht vergessen, denn Verspannungen in einer Muskelgruppe lassen sich nur dann lösen, wenn sämtliche zugehörigen Muskeln massiert werden. Stützen Sie Ihre Partnerin an der Schulter, und ziehen Sie mit Ihrer Handwurzel einen großen Kreis auf dem Gesäß. Wiederholen Sie den Kreis auf dem Kreuzbein (s. Abb. 2.38).

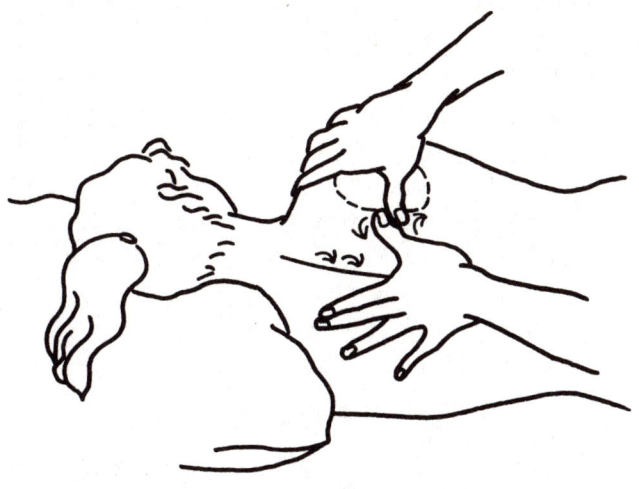

2.37 Kreisendes Kneten am Rand des Schulterblatts; kreisendes Kneten entlang der Wirbelsäule.

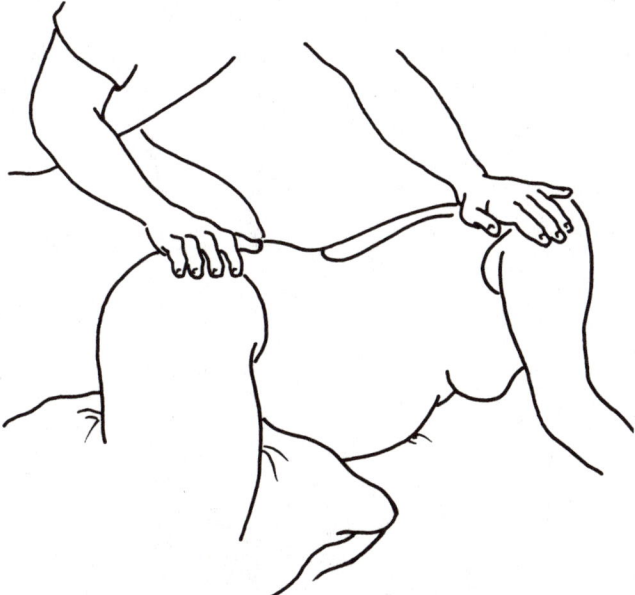

2.38 Großer Kreis auf dem Gesäß mit der Handwurzel.

7. Beenden Sie die Rückenmassage auf dieser Seite mit einigen längeren fließenden Streichbewegungen von der Hüfte bis zur Schulter. Entfernen Sie vorsichtig die Kissen, und helfen Sie Ihrer Partnerin, sich umzudrehen, damit Sie dieselbe Massage auf der anderen Seite durchführen können.

Fußreflex-zonen-massage

- Die Reflexzonen für den Rücken liegen an ganz unterschiedlichen Stellen, je nach Rückenhöhe. Die Nackenpunkte befinden sich an den »Hälsen« der Zehen und an der Innenseite des großen Zehs (s. Abb. 2.39a). Die Reflexzonen für die mittleren Rückenbereiche befinden sich an der Innenfußkante entlang der Wölbung, und in einem Querstreifen mitten über dem Fußrücken (s. Abb. 2.39b). Für die Kreuzregion sind die Fersen zuständig. Auch bei Ischias, der schmerzhaften Entzündung des Ischiasnervs, ist Fersen-Akupressur hilfreich.

  Reiben Sie diese Zonen mit dem Daumen. Es ist ratsam, die gesamte Fußinnenkante entlang zu massieren, auch wenn Rückenschmerzen nur punktuell auftreten.

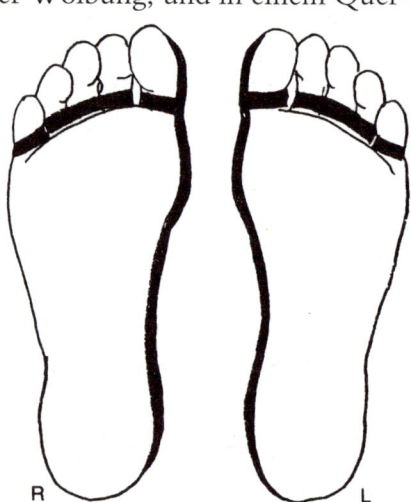

2.39a / 2.39b Reflexzonen für den Rücken.

R   L

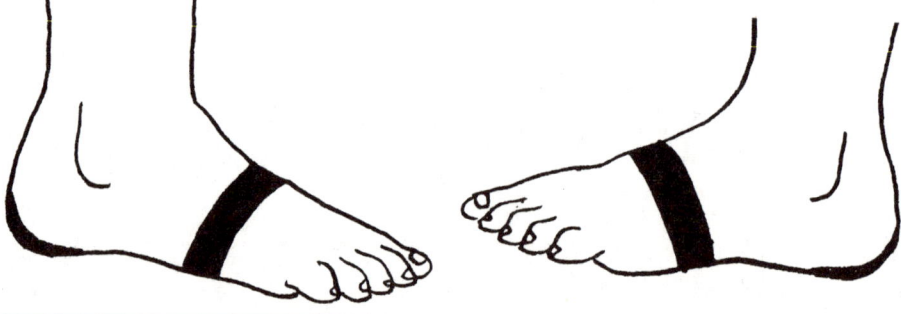

- Zusätzlich zu den im Abschnitt »Druckgefühl im Bauch« (s. S. 30ff.) beschriebenen Übungen können folgende Dehnungsübungen helfen, die Rückenmuskulatur zu entspannen.

1. Legen Sie sich auf den Boden. Ziehen Sie ein Knie zur Brust. Durchatmen.
2. Lassen Sie das Bein wieder lang werden. Winkeln Sie das andere Bein an, und ziehen Sie das Knie zur Brust. Durchatmen.
3. Ziehen Sie beide Knie zur Brust. Schaukeln Sie vorsichtig auf der Wirbelsäule hin und her.
4. Zehnmal wiederholen.

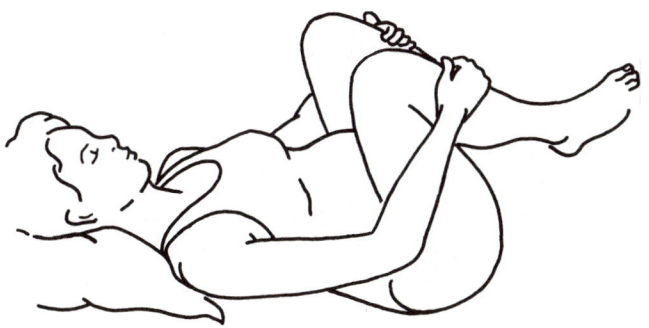

2.40 Zur Entspannung der Rückenmuskeln Knie zur Brust ziehen.

1. Legen Sie sich auf den Boden. Ziehen Sie beide Knie an die Brust.
2. Lassen Sie die angewinkelten Beine langsam auf eine Seite kippen. Drehen Sie den Kopf in die andere Richtung, und heben Sie den Arm auf dieser Seite. Normal weiteratmen. Bleiben Sie 30 bis 60 Sekunden lang so liegen, und wechseln Sie dann die Seite.

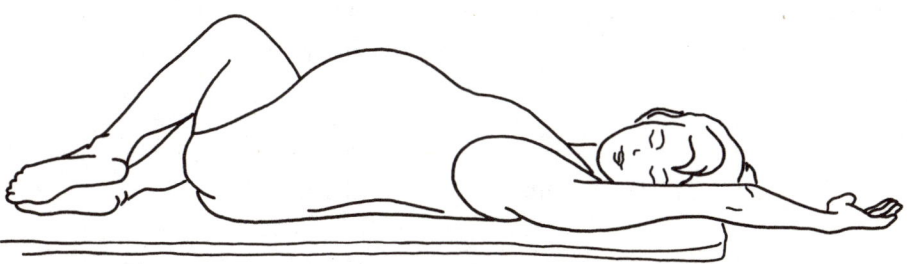

2.41 Gegendrehung Knie-Brust zur Dehnung der Rückenmuskeln.

Tip

- Zur Vorbeugung gegen Kreuzschmerzen sollten Sie bequeme Schuhe mit flachen Absätzen bevorzugen und nichts Schweres hochheben oder tragen. Die richtige Körperhaltung ist jetzt besonders wichtig; wenn Sie sich bücken müssen, um etwas aufzuheben, dann beugen Sie nicht den Rücken, sondern die Knie, und drücken Sie sich mit den Beinen wieder hoch.

Heilkräuter

- Es gibt ein wunderbar aromatisches Massageöl, das Sie für die Rückenmassage oder jede sonstige Massage selbst herstellen können: Verschütteln Sie zehn Tropfen Wacholderöl, sechs Tropfen Lavendelöl und acht Tropfen Rosmarinöl mit 50 ml Pflanzenöl. Verwenden Sie dieses Öl aber erst ab dem vierten Schwangerschaftsmonat!

Schlafstörungen

Schlafstörungen in der Schwangerschaft können tausend Gründe haben – körperliche, ernährungsbedingte, psychische usw. Aber immer läuft es darauf hinaus, daß Sie die dringend nötige Ruhe nicht bekommen. Dagegen sollten Sie etwas tun.

Massage

- Durch den Partner. Eine Ganzkörpermassage oder eine Spezialmassage für bestimmte Probleme, die Ihren Schlaf womöglich stören, sind ausgezeichnete Mittel, um Streß abzubauen und Tiefenentspannung zu fördern.

Ernährung

- Achten Sie darauf, daß Sie genügend Kalzium zu sich nehmen. Eine Tasse heiße Milch mit Honig beruhigt und fördert den Schlaf.

Heilkräuter

- Eine Tasse Hopfen- oder Helmkrauttee wirkt entspannend und führt den Schlaf herbei. Viele Frauen trinken vor dem Schlafengehen zur Beruhigung auch gern eine Tasse Kamillentee.

Schwangerschaftsstreifen

Es läßt sich nicht voraussagen, ob eine Frau in der Schwangerschaft Dehnungsstreifen bekommen wird oder nicht. Studien deuten darauf hin, daß bei einer Störung des endokrinen Systems, entweder durch die Schwangerschaft oder aufgrund rascher Gewichtszunahme oder -verlustes, die Haut ihre Elastizität verliert. Wenn Dehnungsstreifen einmal aufgetreten sind, verschwinden sie nicht wieder, aber mit der Zeit werden sie blasser.

- Eine Massage der betroffenen Stellen mit Vitamin E, Kokosöl oder Olivenöl kann die Heilung beschleunigen. Ein Massageöl aus 25 Tropfen Lavendelöl in 50 ml Weizenkeimöl, dem Sie nach Belieben noch 5 Tropfen Neroliöl (Orangenblütenöl) zusetzen können, fördert ebenso den Heilungsprozeß und das Verblassen der Streifen (erst ab dem vierten Schwangerschaftsmonat anwenden!).

Heilkräuter

Übelkeit

Im Abschnitt über die Gegenindikationen für Massagen (s. S. 18f.) haben Sie erfahren, daß eine Massage nicht angezeigt ist, wenn Sie an morgendlicher Übelkeit leiden. Doch können Sie Ihre Ernährung so umstellen, daß die Beschwerden sich verringern. Zum Beispiel hilft Himbeerblättertee, der dazu auch noch gut schmeckt. Pfefferminztee ist ebenfalls wirksam. Trinken Sie den ganzen Tag über immer wieder von diesen Tees.
Ursache der Übelkeit ist manchmal ein leerer Magen, daher sollten Sie häufig kleine Mahlzeiten zu sich nehmen. Eiweißreiche Knabbereien vor dem Schlafengehen scheinen auch zu helfen, weil Eiweiß langsam verdaut wird und daher bis zum nächsten Morgen immer etwas im Magen ist. Ein kleiner Vorrat Reiswaffeln am Bett kann bei morgendlicher Übelkeit ebenfalls nützlich sein.
Bis sich Ihr Hormonhaushalt normalisiert, meist ab dem vierten Monat, müssen Sie gegen Übelkeit eben nach besten Kräften angehen. Die genannten Tips helfen vielen Frauen weiter.

Verstopfung und Sodbrennen

Verstopfung und Blähungen sind in der Schwangerschaft häufig auftretende Probleme. Der hohe Progesteronspiegel entspannt die glatte Muskulatur und verringert die Darmbewegungen (Peristaltik). Der Druck des heranwachsenden Babys auf die Eingeweide und manche Zusatzpräparate, vor allem Eisen, tragen weiter zu dieser Unannehmlichkeit bei. Blähende Gase bilden sich, wenn die Abfallstoffe im Darm liegen bleiben und nicht ausgeschieden werden. Es gibt natürliche Möglichkeiten, um dieses Problem zu lösen, so daß Sie nicht auf Abführmittel zurückgreifen müssen. Natürlicher Papayasaft mit Verdauungsenzymen oder Joghurt mit lebenden Bakterienkulturen sind die einfachsten Mittel. Häufige kleine Mahlzeiten und ausgiebiges Trinken – mindestens acht Gläser Wasser täglich – helfen dem Körper beim Ausscheiden. Yoga, Dehnübungen und mäßige Bewegung wie zügiges Gehen regen die Darmtätigkeit an. Verdauungsfördernde Nahrungsmittel (wie Obst, Gemüse, Vollkorngetreide und Kleie) sollten Bestandteil der täglichen Ernährung sein. Beginnen Sie den Tag mit dem Saft einer halben Zitrone, den Sie mit einer Tasse heißem Wasser verrühren (ggf. mit Honig süßen).

**Fußreflex-
zonen-
massage**

- Eine in die Tiefe gehende Bauchmassage kann in der Schwangerschaft nicht durchgeführt werden, aber eine Druckmassage an den entsprechenden Fußpunkten ist unbedenklich. Die Punkte für den Darm liegen an beiden Füßen. Der rechte Fuß reflektiert den aufsteigenden Teil des Dickdarms und einen Teil des Querdarms, der linke Fuß den Querdarm und den absteigenden Teil des Dickdarms (s. Abb. 2.42). Wenn Sie am Darm arbeiten, dann drücken Sie zuerst die Reflexpunkte auf dem rechten Fuß.

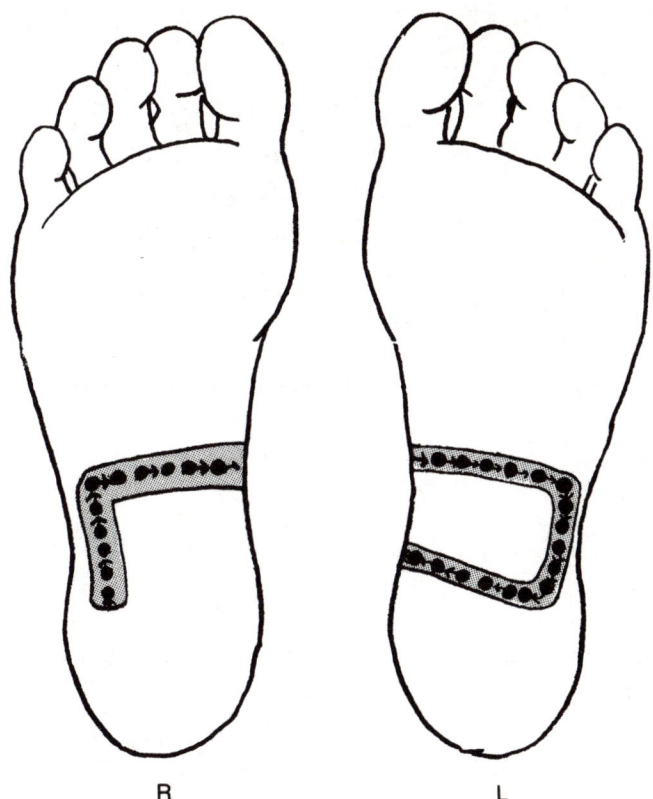

R L

2.42 Reflexzonen des Darms bei Verstopfung und Blähungen.

• Tägliche Bewegung wirkt der Verstopfung entgegen. Zügiges Gehen ist ausgezeichnet für einen guten Gesamttonus der Muskeln und zur Anregung der Peristaltik.

Übungen

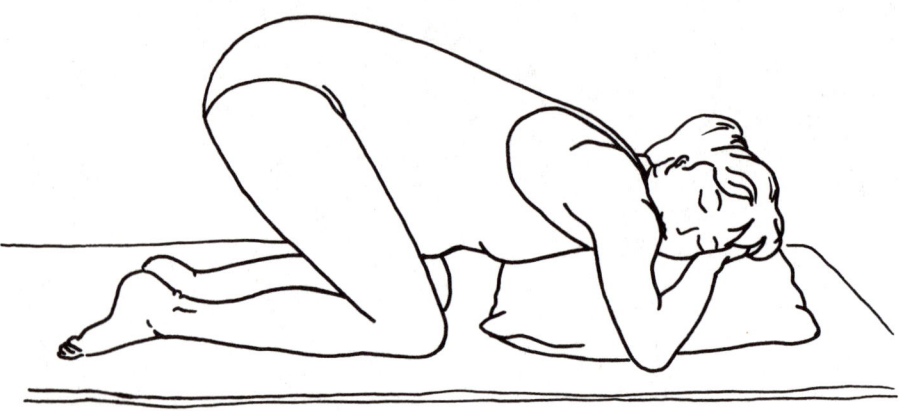

2.43 Position bei Blähungen.

Eine Position, in der Sie die Knie an die Brust ziehen (s. Abb. 2.43), läßt blähende Gase austreten:

1. Legen Sie sich mit Kopf und Oberkörper auf ein großes Kissen am Boden. Ihr Kopf ruht auf den Händen, drehen Sie ihn auf eine Seite.
2. Ziehen Sie nun die Knie so weit wie möglich an die Brust, und strecken Sie den Po in die Höhe. Normal weiteratmen. Bleiben Sie zwei Minuten in dieser Haltung, dann drehen Sie den Kopf in die andere Richtung und verharren so weitere zwei Minuten.

Beachten Sie außerdem den Abschnitt »Druckgefühl im Bauch« (s. S. 30ff.). Alle dort empfohlenen Übungen sind auch hier angezeigt.

Heilkräuter   • Gegen Sodbrennen helfen zwei bis drei Tropfen Pfefferminzöl, Rosenöl oder Sandelholzöl, auf die Zunge gegeben.
Lesen Sie die Liste eisenreicher Nahrungsmittel im Abschnitt »Anämie« (s. S. 25) durch. Falls die Ursache Ihrer Verstopfung ein Eisenpräparat ist, das Sie einnehmen, sollten Sie Ihren zusätzlichen Eisenbedarf vielleicht besser durch die Nahrung decken. Besprechen Sie das ggf. mit Ihrem Arzt.

3 GANZKÖRPERMASSAGE

Schwangerschaft sollte nicht nur über die Beschwerden definiert werden, die auf die werdende Mutter möglicherweise zukommen. Die folgende Ganzkörpermassage erlaubt der Frau und ihrem Partner, auf eine sehr sinnliche, liebevolle und sanfte Art sich Gesundheit und ausreichend Energie zu erhalten. Gegenseitiges Massieren ist für Paare eine einzigartige Möglichkeit, die emotionale Beziehung zueinander zu vertiefen, und kann ein Vorspiel zur Liebe sein.

Schwangeren, deren Selbstbild bei zunehmendem Körperumfang vielleicht ins Wanken gerät, kann Massage das Gefühl schenken, daß ihr sich ständig verändernder Körper vom Partner angenommen wird. Wenn körperliche Liebe beschwerlich wird oder die Lust fehlt, kann die Intimität einer Massage eine Alternative dazu sein.

Auch der werdende Vater wird durch psychischen Streß und oft auch körperlich in »Mitleidenschaft« gezogen – eine Tatsache, die häufig übersehen wird. Für ihn schafft diese Massage einen besonderen Rahmen, in dem er seinen Gefühlen nachspüren und sie akzeptieren sowie seine Ängste abbauen kann. Auch wenn die Massage auf Schwangere abgestimmt ist und oft die in Kapitel 2 vorgestellten Techniken wiederholt, wird der Vater von der Zuwendung und Aufmerksamkeit profitieren.

Massage streichelt die Psyche, wirkt sich aber nicht weniger wohltuend auf den Körper aus. Wie Sie es schon von den Massagetechniken aus Kapitel 2 kennen, lassen sich durch Massage viele Schwangerschaftsbeschwerden lindern und oft sogar ganz beseitigen. Das kann Massage außerdem:

- Sie löst Muskelkrämpfe und verringert Verspannungen,
- erweitert die Blutgefäße, regt dadurch den Kreislauf an und verbessert den Lymphabfluß,
- scheidet Stoffe, die durch körperliche Anstrengung oder Verletzungen entstanden sind, aus,

- verbessert den Muskeltonus,

- vertieft die Entspannung aufgrund ihrer beruhigenden Wirkung auf das Nervensystem,

- dehnt verbindende Gewebe (Bänder und Sehnen),

- verbessert mit dem Kreislauf die Nährstoffversorgung der Gelenke, macht sie flexibler und weniger anfällig für Verletzungen.

Kommunikation durch Berührung ist sehr intensiv. Durch die Hände läßt sich viel sagen. Wenn Sie glauben, Sie haben nicht genug Ausdauer, um den ganzen Körper Ihres Partners bzw. Ihrer Partnerin zu massieren, dann beginnen Sie mit der Partie, die am stärksten unter Verspannungen leidet. Das ist sehr oft der Rücken und der Hals. Je mehr Sie massieren, desto kräftiger werden Sie und desto mehr Ausdauer werden Sie entwickeln.
Zur Abwechslung wurden die Techniken so beschrieben, als würde nur der werdende Vater massiert. Wenn für die Frau etwas anderes gilt, wird eigens darauf hingewiesen.
Für den Massierenden ist eine bequeme Haltung während der gesamten Massage wichtig. Auf hartem Boden kann ein Kissen unter den Knien angenehm sein.

Rücken

Die Technik für eine Rückenmassage im fortgeschrittenen Stadium der Schwangerschaft wird in Kapitel 2 vorgestellt. Solange sich die werdende Mutter aber noch in der Bauchlage wohlfühlt, kann sie auch wie unten beschrieben massiert werden.
Ihr Partner legt sich mit dem Bauch auf eine bequeme Unterlage, die Arme an den Seiten. Schieben Sie ein Kissen unter seine Knöchel, und knien Sie sich neben ihn. Wärmen Sie das Öl in Ihren Handflächen an.

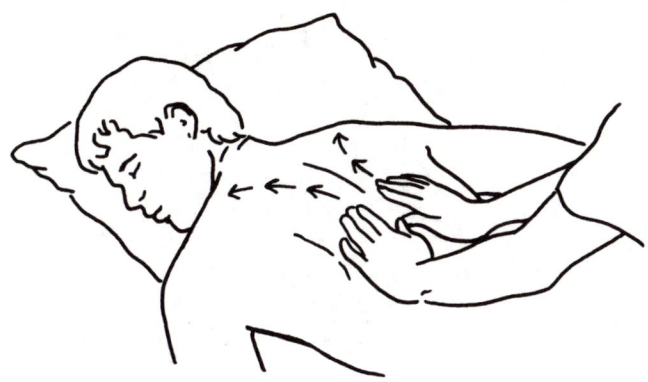

3.1 Streichmassage entlang der Wirbelsäule zu den Schultern.

1. Streichen Sie vom unteren Ende der Wirbelsäule nach oben und um beide Schultern herum (s. Abb. 3.1). Wiederholen Sie das mehrere Male und verstärken Sie jedesmal den Druck.
2. Kreisen Sie ganz um die Schultern, mit immer stärkerem Druck. Dann streichen Sie den Nacken hinauf und hinunter.
3. Kneten Sie sanft die Muskeln im oberen Schulterbereich.
4. Mit den Daumen ziehen Sie in Gegenrichtung kleine Kreise am Rand der Schulterblätter entlang (s. Abb. 3.2). Mit der flachen Hand machen Sie dann wie zuvor große Kreise um die Schultern.

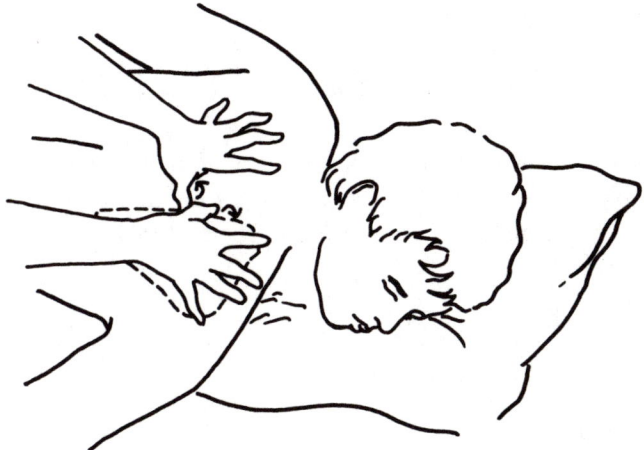

3.2 Die Daumen kreisen in Gegenrichtung um die Schulterblätter.

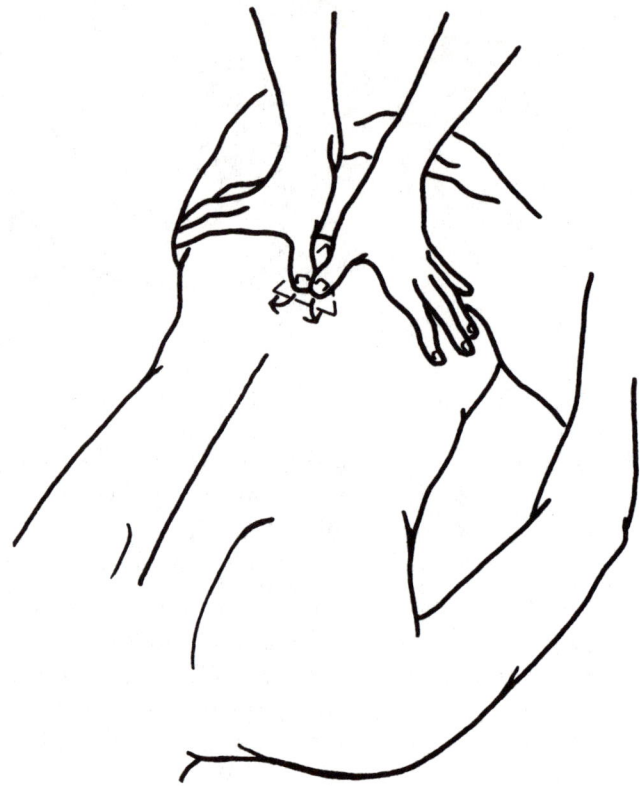

3.3 Die Daumen krei-
sen in Gegenrichtung
auf dem Kreuzbein.

5. Ziehen Sie mit dem Daumen Kreise in Gegenrichtung auf dem Kreuzbein (s. Abb. 3.3).
6. Beenden Sie die Rückenmassage mit einigen gleitenden Strichen, mit
   denen Sie begonnen haben, und fahren Sie als Abschluß federleicht mit
   den Fingerspitzen von den Schultern bis zu den Hüften hinab.

Beine (Rückseite)

Solange Ihr Partner auf dem Bauch liegt, können Sie auch die Rückseiten seiner Beine massieren. Lassen Sie sich in Höhe seiner Knie nieder.

1. Um das Öl zu verteilen, streichen Sie mit einer langen, gleitenden Bewegung von den Knöcheln bis zum Gesäß. Wiederholen Sie die Striche, und massieren Sie dabei jedesmal tiefer. Vermeiden Sie allerdings direkten Druck auf die Kniekehlen.
2. Mit flachen Händen streichen Sie in großen, entgegengesetzten Kreisen vom Knie zur Hüfte. Mit der Außenhand kreisen Sie um die Gesäßaußenseite. Dann machen Sie mit den Daumen kleine Kreise in Gegenrichtung und arbeiten sich dabei in der Mitte des Oberschenkels vom Knie bis zur Hüfte hoch (s. Abb. 3.4).

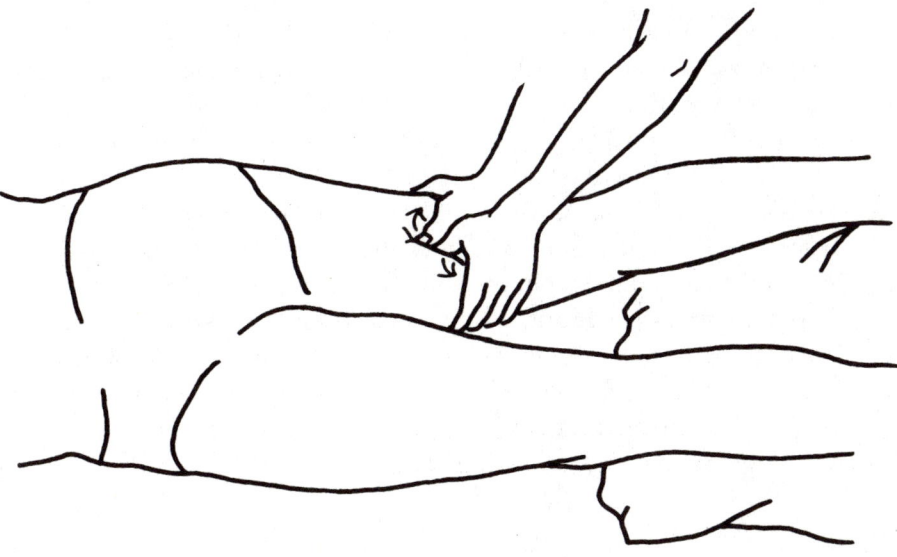

3.4 Kreise in Gegenrichtung auf der Rückseite des Oberschenkels.

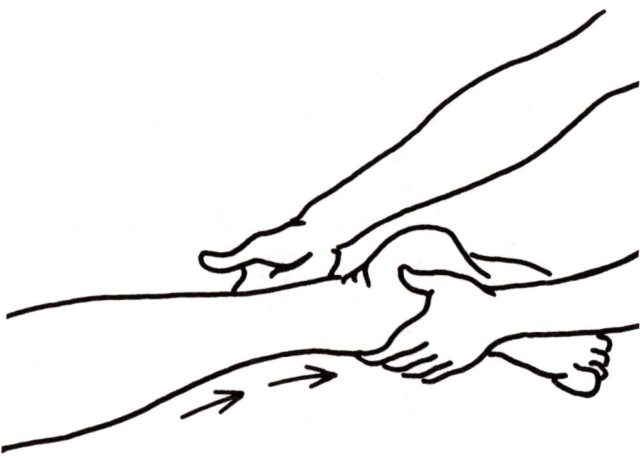

3.5 Abwechselndes
Abwärtsstreichen am Fuß.

3. Mit flachen Händen kreisen Sie, jeweils in Gegenrichtung, auf seiner
   Wade vom Ansatz bis zum Oberschenkel. Mit den Daumen ziehen Sie
   in der Wadenmitte kleine Kreise in Gegenrichtung, auch wieder bis zum
   Oberschenkel hoch.
4. Begeben Sie sich zu seinem Fuß. Umfassen Sie den Knöchelbereich mit
   einer Hand, und ziehen Sie dann Ihre Hand abwärts, auf sich zu. Machen
   Sie diese Bewegung abwechselnd mit beiden Händen (s. Abb. 3.5).
   Sorgen Sie dafür, daß der Fuß Ihres Partners nicht wegrutscht, und legen
   Sie beide Daumen nebeneinander auf seine Ferse. Streichen Sie fünfmal
   den Fuß entlang nach unten, von der Ferse bis zu den Zehen.
5. Wiederholen Sie noch ein paarmal die ersten streichenden Griffe vom
   Knöchel bis zum Gesäß. Als Abschluß ziehen Sie die Fingerspitzen
   federleicht von der Hüfte bis zum Fuß hinunter.
6. Massieren Sie das andere Bein genauso.

Kopf und Gesicht

Nun kann sich Ihr Partner umdrehen. Legen Sie ihm ein Kissen unter die Knie, und halten Sie ein Kissen für den Kopf bereit, das Sie nach der Nackenmassage verwenden können.
Setzen Sie sich so, daß Sie bequem den Kopf Ihres Partners erreichen.
Auch die werdende Mutter kann für diese Massage auf dem Rücken liegen, wenn sie es nicht als unangenehm empfindet.

1. »Shampoonieren« Sie die Kopfhaut Ihres Partners mit den Fingerspitzen.   **Kopf**
2. Mit den Daumen drücken Sie an der Mittellinie des Kopfes entlang, vom Haaransatz bis zum Scheitel.

1. Streichen Sie sanft vom Kinn aus den Unterkiefer entlang, oder drücken   **Gesicht**
   Sie mit den Fingern am Kiefer entlang, wenn Ihr Partner einen Bart trägt.
2. Kreisen Sie mit den Fingerspitzen an den Eckpunkten der Unterkiefer.
3. Streichen Sie mit den Fingerspitzen von der Nase aus unter den Wangenknochen entlang bis zu den Schläfen.
4. Massieren Sie seine Schläfen mit kleinen kreisenden Bewegungen.
5. Ziehen Sie mit den Daumen seine Augenbrauen nach. Dann gehen Sie etwas höher und streichen genauso über seine Stirn. Massieren Sie auf diese Weise immer höher, bis zum Haaransatz, und führen Sie die Daumen immer von der Stirnmitte bis zu den Schläfen.

Nacken

1. Umfassen Sie seinen Nacken mit beiden Händen, und ziehen Sie seinen Kopf vorsichtig in Ihre Richtung. Drei Sekunden halten, dann sachte nachlassen.
2. Legen Sie ihm beide Hände auf die Brust, die Fingerspitzen berühren einander. Streichen Sie über die Brust, über die Schultern und den Nacken hoch (s. Abb. 3.6). Wiederholen Sie das mehrmals, und massieren Sie dabei immer mehr in die Tiefe.

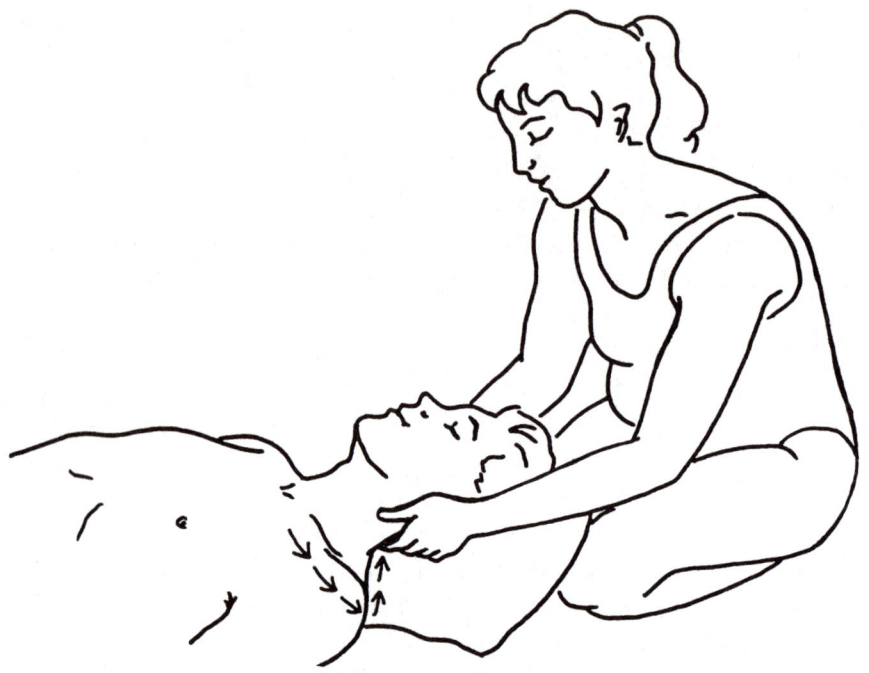

3.6 Streichmassage über die Brust, über die Schultern und den Nacken hoch.

3. Drehen Sie seinen Kopf auf eine Seite, und streichen Sie mehrmals an der Halsseite abwärts. Auf der anderen Seite wiederholen.
4. Streichen Sie mit beiden Händen abwechselnd den Nacken hoch. Am Ende der Massage können Sie ihm das Kissen unter den Kopf legen.

Brust

Wenn die Brüste der Frau empfindlich sind oder wenn Milch austritt, müssen Sie beide vorsichtig ausprobieren, ob die Massage wirklich als angenehm empfunden wird. Beim Mann kann eine stark behaarte Brust die Massage erschweren; möglicherweise schmerzt es, wenn an den Haaren gezogen wird. Das läßt sich vermeiden, wenn Sie reichlich Öl verwenden.

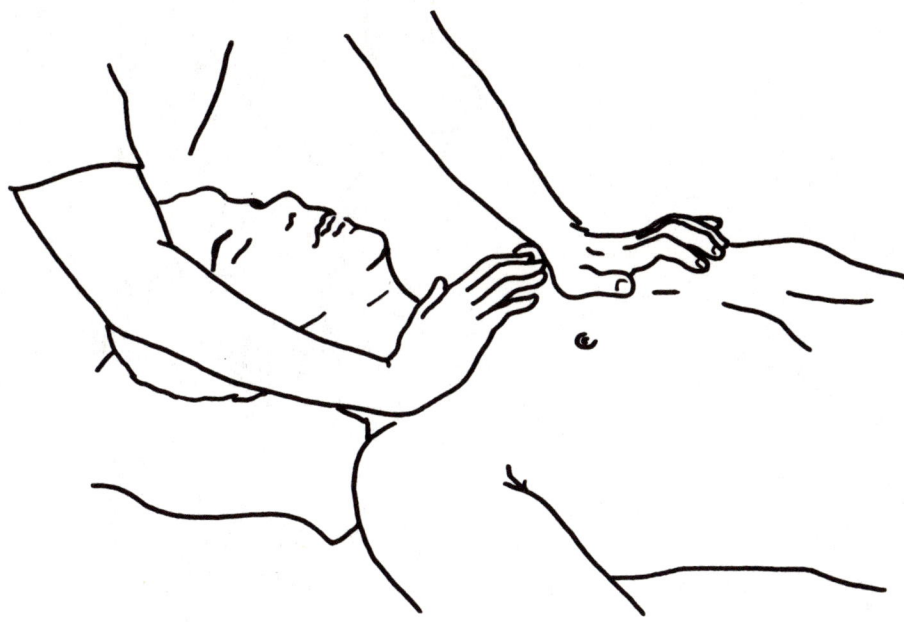

3.7 Die Handballen streichen abwechselnd über die Brust.

1. Streichen Sie mit den Handballen abwechselnd von der Schulter zum Brustbein (s. Abb. 3.7).
2. Streichen Sie dann mit beiden Daumen abwechselnd von einer Seite der Brust bis zur gegenüberliegenden Schulter.
3. Wiederholen Sie zum Abschluß dreimal den ersten Griff.

Bauch

Den Bauch einer Schwangeren darf man nur behutsam massieren. Leichte Berührung wirkt sehr entspannend und beruhigend, und auch Ihr Baby spürt sie. Der werdende Vater hat daher bei der Bauchmassage eine wunderbare Gelegenheit, mit seinem Kind Kontakt aufzunehmen. Viele Väter sprechen dabei auch mit ihm.
Lassen Sie sich an der Seite Ihrer Partnerin bzw. Ihres Partners nieder. Massiert wird immer im Uhrzeigersinn.

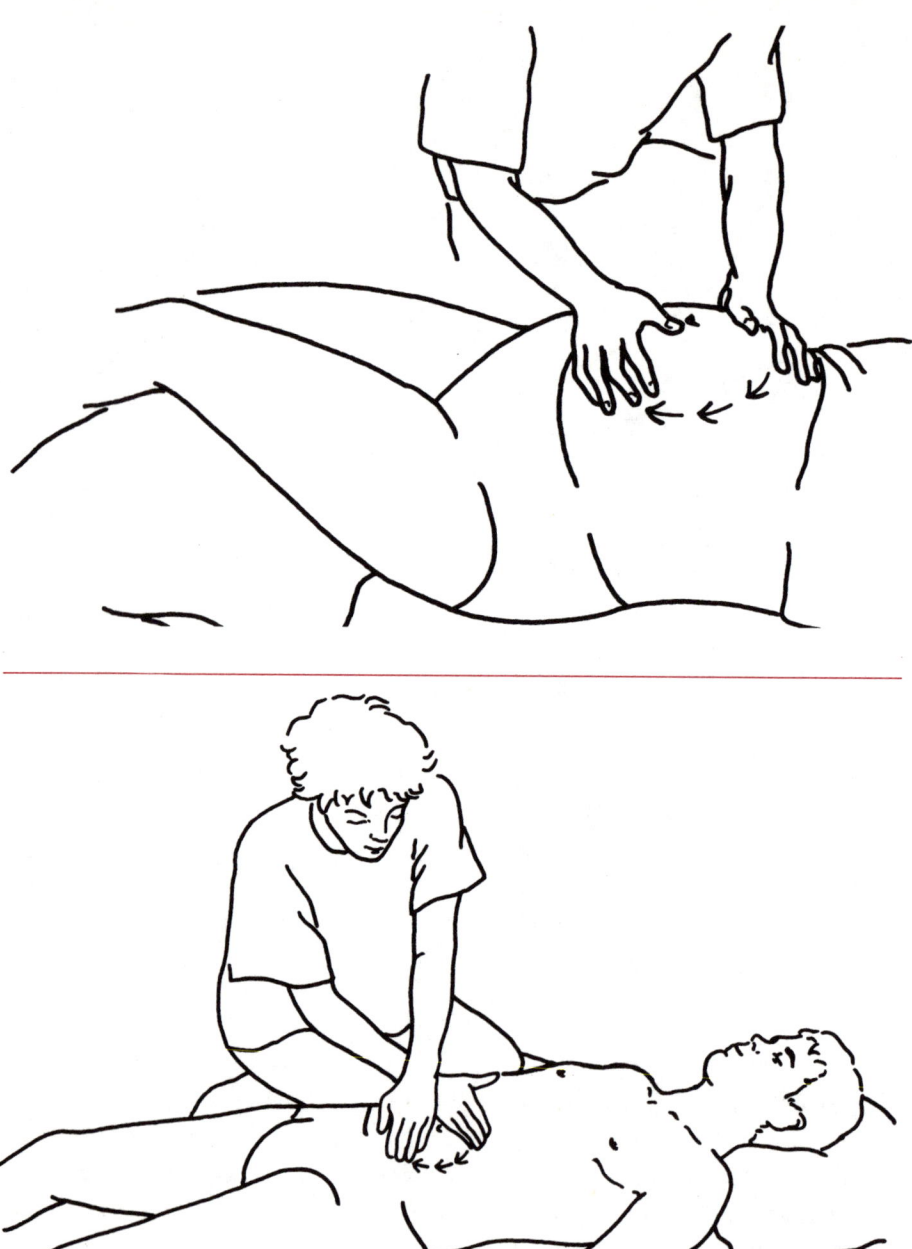

3.8a / 3.8b Kreisförmiges Streichen über den Bauch, immer im Uhrzeigersinn.

1. Legen Sie eine Hand unter die Rippen, die andere unterhalb des Nabels. Kreisen Sie mit beiden Händen um den Bauch (s. Abb. 3.8a). Sobald sich Ihre Hände kreuzen, heben Sie eine Hand hoch und legen sie der anderen gegenüber (s. Abb. 3.8b). Streichen Sie immer im Uhrzeigersinn.
2. Legen Sie Ihre Handflächen auf die Rippen, und streichen Sie nach außen.

Arme

1. Um das Öl zu verteilen, streichen Sie vom Handgelenk zur Schulter hoch. Das kann leichtergehen, wenn Sie das Handgelenk festhalten. Drehen Sie den Arm behutsam nach außen, und streichen Sie auch an der Innenseite des Armes hoch.
2. Massieren Sie streichend vom Ellbogen zur Schulter, dann die Schulter entlang bis zum Nacken.
3. Dann streichen Sie den ganzen Arm entlang, vom Handgelenk zur Schulter (s. Abb. 3.9).

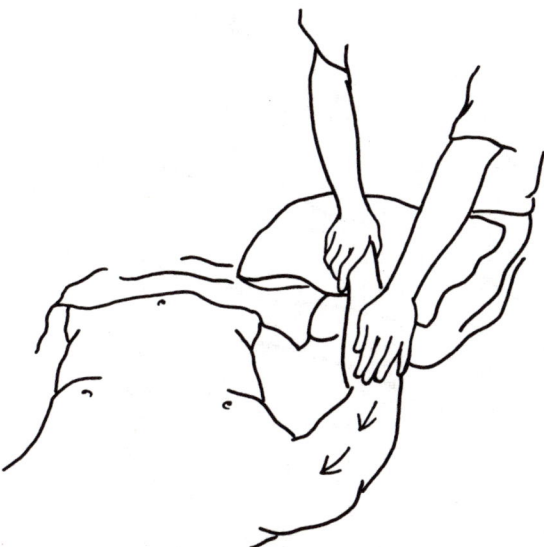

3.9 Streichmassage des Armes.

4. Kneten Sie mit kleinen, entgegengesetzten Kreisen den Arm vom Handgelenk bis zur Schulter (s. Abb. 3.10).

5. Heben Sie das Handgelenk hoch, und massieren Sie die Handfläche mit den Daumen, die in Gegenrichtung kreisen. Streichen Sie jeden Finger abwärts zur Kuppe.

6. Legen Sie den Arm wieder ab, und wiederholen Sie den Streichgriff vom Handgelenk zur Schulter.

7. Um das Ende der Armmassage zu signalisieren, streifen Sie federleicht den Arm abwärts, von der Schulter zu den Fingern.

Bevor Sie die Seite wechseln, massieren Sie die Vorderseite des Beines.

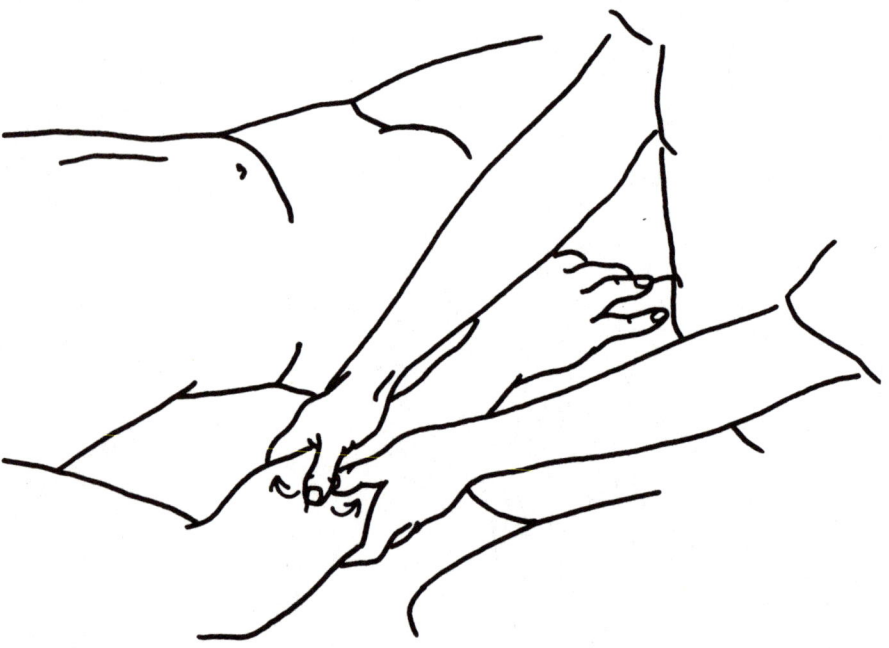

3.10 Die Daumen kreisen in Gegenrichtung auf dem Arm in Richtung Schulter.

Beine (Vorderseite)

Setzen Sie sich so, daß Sie die Knie Ihres Partners bequem erreichen können.

1. Zum Verteilen des Öls streichen Sie vom Knöchel bis zur Hüfte hinauf, ohne Druck auf das Knie auszuüben. Wiederholen Sie diesen Griff, und massieren Sie dabei immer mehr in die Tiefe (s. Abb. 3.11).
2. Mit den flachen Händen massieren Sie in großen, entgegengesetzten Kreisen vom Knie zur Hüfte hoch.
3. Dann ziehen Sie mit den Daumen kleine Kreise in Gegenrichtung, ebenfalls vom Knie bis zur Hüfte.

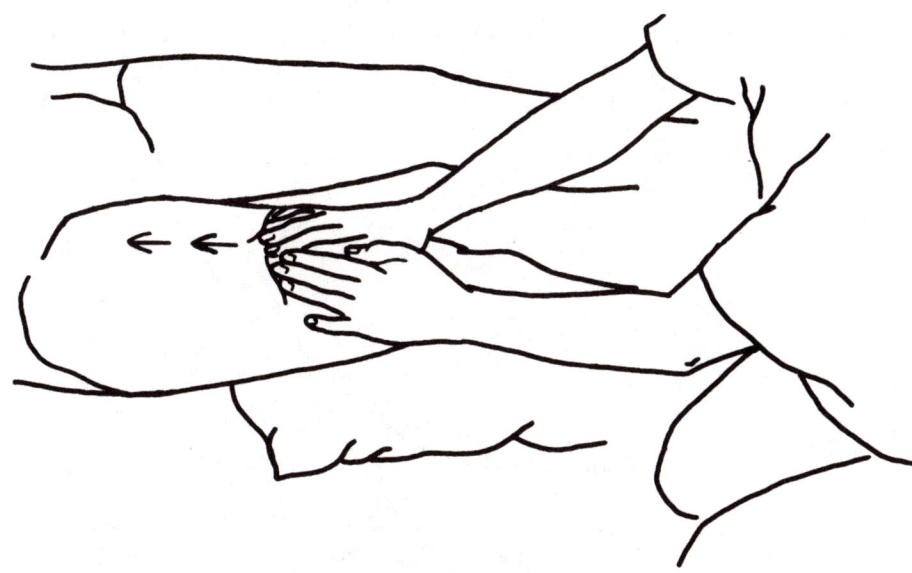

3.11 Streichmassage am Bein. Meiden Sie Druck am Knie.

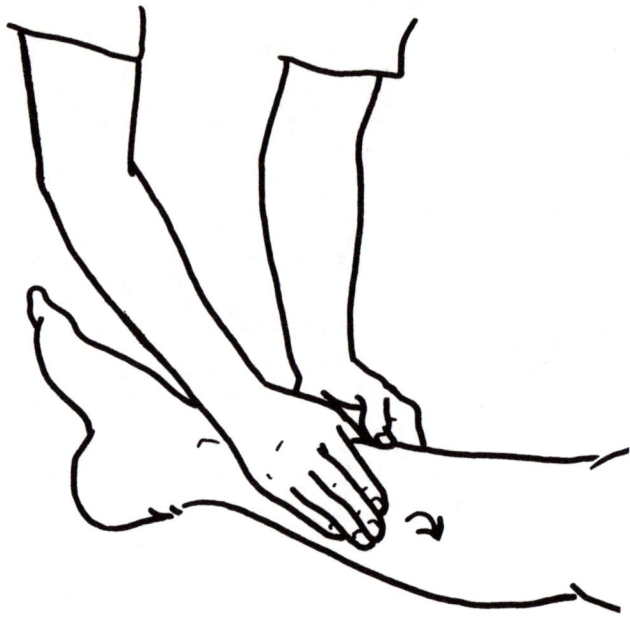

3.12 Kreisförmiges
Kneten an der Innen- und
Außenseite des Beines.

4. Streichen Sie nun vom Knöchel bis zur Hüfte hoch. Dann machen Sie
   an der Innen- und an der Außenseite der Wade kleine Kreise mit den
   Fingerspitzen (s. Abb. 3.12).

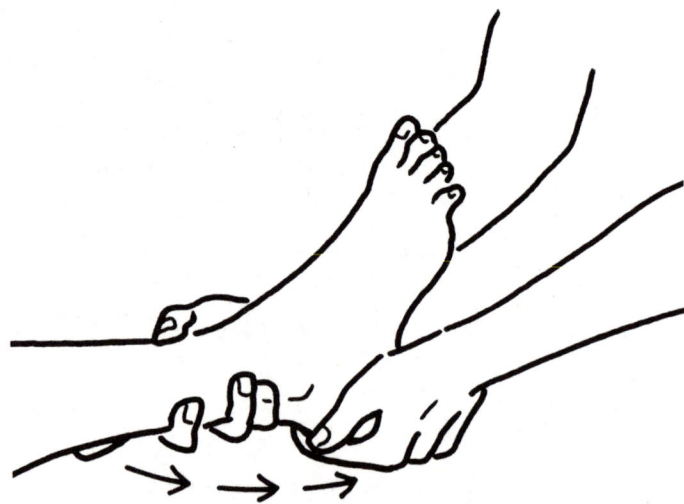

3.13 Die rechte und linke Hand gleiten abwech-
selnd die Achillessehne
entlang.

5. Umkreisen Sie das Knie mit den Fingerspitzen.
6. Streichen Sie noch einmal das ganze Bein hoch.
7. Begeben Sie sich nun zum Fuß. Heben Sie das Bein vorsichtig ein paar Zentimeter vom Boden, und umfassen Sie die Ferse mit Ihrer linken Hand. Gleiten Sie mit der rechten die Achillessehne entlang, und üben Sie dabei einen leichten Zug in Ihre Richtung aus. Machen Sie das abwechselnd mit der linken und rechten Hand in einer fließenden Bewegung (s. Abb. 3.13).
8. Nachdem Sie das Bein abgelegt haben, legen Sie beide Daumen auf den Fußrücken oberhalb der Zehen; die Zeigefinger liegen auf der Fußsohle. Streichen Sie nun nach unten, wobei Sie mit den Daumen Druck ausüben. Beim Aufwärtsstreichen drücken die Zeigefinger gegen die Fußsohle.
9. Streichen Sie jeden einzelnen Zeh zur Kuppe aus.
10. Wiederholen Sie die Streichmassage am Bein aufwärts. Am Ende der Massage streifen Sie federleicht von der Hüfte bis zum Knöchel hinunter.

Begeben Sie sich nun auf die andere Seite Ihres Partners, und vervollständigen Sie die Ganzkörpermassage, indem Sie auch den anderen Arm und das andere Bein massieren.

4 BEREIT FÜR DIE GEBURT

In den letzten Wochen vor der Geburt helfen Damm-Massage und Kegelübungen, daß die Geburt so entspannt und leicht wie möglich verläuft.

Das Perineum, der Bereich zwischen Vagina und Anus, wird während der Geburt Ihres Babys stark gedehnt. (Ihr Arzt kann einen Dammschnitt für angebracht halten, einen Einschnitt, der die Vaginalöffnung vergrößert und ein Einreißen des Damms verhindern soll. In diesem Fall bekommen Sie eine örtliche Betäubung. Die Naht, mit der der Schnitt wieder geschlossen wird, heilt in 15 bis 20 Tagen.)

Damm-Massage

Eine Massage des Damms zielt darauf ab, die Entspannung und Elastizität des Beckenbodens zu erhöhen, die Chancen für eine Geburt ohne Dammriß zu vergrößern und das Risiko eines Dammschnitts zu verringern. Derart vorbereitet wird sich das Gewebe nach der Geburt rascher erholen und besser heilen. Durch die Massage kann die Frau auch ertasten, welche Muskeln sich während der Geburt entspannen sollen. Die Massage regt den Kreislauf von Blut und Lymphe an, dehnt die Muskelfasern des Damms und erhöht seine Elastizität. Dadurch wird der Damm gut mit Nährstoffen versorgt, und das Gewebe bleibt so unversehrt wie irgend möglich.
Den Frauen in Stammesgesellschaften war die Notwendigkeit einer Dehnung des Damms vor der Geburt bewußt; sie entwickelten verschiedene Methoden, um dieses Ziel zu erreichen. In manchen Stämmen wurde der Dammbereich vor den Wehen mit Dampf oder Bädern erweicht: Wochen vor der Geburt waren seichte Kräuter-Sitzbäder üblich, oder die Frauen hockten sich über dampfende Kräuter. In vielen Fällen wurden Gleitmittel

der verschiedensten Art (aus Tierfett, Baumsaft oder Früchten) direkt auf den Damm gestrichen, um ein Reißen zu verhindern.

Die Damm-Massage ist meist eine Selbstmassage, obwohl sie auch der Partner übernehmen kann. Die Massage sollte langsam und rhythmisch ausgeführt werden.

Unter gewissen Voraussetzungen ist eine Damm-Massage nicht angezeigt:

1. bei Krampfadern im Beckenbereich und
2. bei aktiver Herpes.
3. Unbedingt zu vermeiden ist eine Öffnung des Harntrakts.

Massieren Sie täglich mindestens fünf Minuten; beginnen sollten Sie in der 34. Woche (etwa sechs Wochen vor der Geburt). Verwenden Sie angewärmtes Öl, das viel Vitamin E enthält, zum Beispiel Weizenkeimöl, oder mischen Sie den Inhalt einer Vitamin-E-Kapsel unter Pflanzenöl. Waschen Sie sich gründlich die Hände, und nehmen Sie Schmuck ab. Achten Sie auch auf kurz geschnittene Fingernägel. Leeren Sie vor Beginn der Massage Ihre Blase. Setzen Sie sich bequem hin, und stützen Sie sich mit Kissen ab.

1. Tauchen Sie einen sterilen Gaze- oder Wattebausch in das angewärmte Öl, und legen Sie ihn auf den Damm, um das Gewebe zu lockern und den Bereich geschmeidiger zu machen.
2. Tauchen Sie Zeigefinger oder Daumen in das Öl, und reiben Sie es etwas kräftiger in den Damm.
3. Führen Sie die Daumen (oder andere Finger, wenn das für Sie bequemer ist), zwei bis drei Zentimeter in die Vagina ein, und drücken Sie in Richtung Rektum und nach außen (s. Abb. 4.1). Dehnen Sie behutsam, aber gezielt, mit gleichbleibendem Druck, bis Sie ein leichtes Kribbeln oder Brennen spüren. Halten Sie etwa zwei Minuten lang diese Dehnung; dann wird sich der Bereich leicht taub anfühlen und das Brennen nachlassen.
4. Bei immer noch gleichbleibendem Druck massieren Sie in einer rhythmischen, U-förmigen Bewegung die untere Hälfte Ihrer Vagina (s. Abb. 4.1). Dehnen Sie das Gewebe dabei nach außen, etwa drei bis vier Minuten lang. Diese Dehnung entspricht jener bei der Geburt, und Sie werden ein ähnliches Brennen spüren, wenn das Köpfchen Ihres Babys durchtritt.

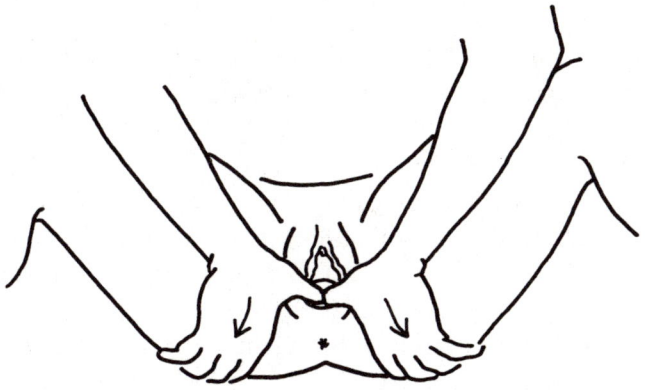

4.1 Massage zur Dehnung des Damm-gewebes vor der Geburt.

5. Konzentrieren Sie sich darauf, sich zu entspannen. Tiefes, ruhiges Atmen hilft beim Lockerlassen der Muskeln. Wenn Sie täglich massieren, werden Sie feststellen, daß das Gewebe immer elastischer wird, je näher der Geburtstermin rückt.

Sitzbad zur Heilung des Damms

Nach der Geburt unterstützt folgendes Sitzbad sehr wirkungsvoll die Heilung des Damms: Geben Sie zwei Tropfen Zypressenöl und vier Tropfen Lavendelöl in eine große Schüssel oder in die mit wenig Wasser gefüllte Badewanne. Setzen Sie sich täglich (sieben bis zehn Tage) mindestens 15 Minuten lang in dieses Bad.

Kegelübungen

Vor und nach der Geburt sollten Sie Ihren gedehnten Muskeln mit Kegelübungen wieder zu ihrer Spannung verhelfen. Dazu kontrahieren Sie die Muskeln des Beckenbodens so, als wollten Sie den Harnstrahl stoppen. Damit können Sie auch üben, diese Muskeln überhaupt zu identifizieren:

Lassen Sie eine kleine Menge Harn ab, und halten Sie die Entleerung der Blase dann an. Wieder etwas Harn ablassen und anhalten. Diese Muskeln können Sie auch beim Sex kontrahieren, was für Sie und Ihren Partner sehr lustvoll sein kann.

Kegelübungen werden Ihnen helfen, sich bei der Dehnung des Dammbereichs während der Geburt besser zu entspannen, weil dann die Muskeln einen besseren Tonus haben. Dr. Kegel stellte fest, daß die Beckenbodenmuskeln über eine erstaunliche Regenerationsfähigkeit verfügen und daß dieser Schließmuskelbereich außerordentlich elastisch und nachgiebig ist. Training ist bei jedem Skelettmuskel ein sehr wichtiger Faktor für die Wiederherstellung seiner Funktionsfähigkeit; nach der Geburt sind diese Übungen besonders wichtig.

Sobald Ihnen die beteiligten Muskeln – die Schließmuskeln von Vagina und Anus – vertraut sind, machen Sie diese Übungen mindestens dreimal täglich jeweils drei bis fünf Minuten lang, und nach der Geburt häufiger.

5 MASSAGE WÄHREND DER WEHEN

Die Geburt

Schwangere fragen sich oft, ob sie das Einsetzen der Wehen wirklich erkennen werden. Diese Frage ist gar nicht so abwegig, wie es scheint, da häufig bereits die Vorwehen für die richtigen, das heißt geburtswirksamen Wehen gehalten werden.

In den letzten Schwangerschaftsmonaten kontrahiert der Uterus, um sich auf die Geburtsarbeit vorzubereiten. Diese Kontraktionen (die Sie vielleicht auch schon in der Anfangsphase der Schwangerschaft gespürt haben) sind keine richtigen Wehen, sondern dienen lediglich dazu, den Tonus des Uterus zu erhöhen und ihn für die späteren Wehen zu kräftigen. Die vorbereitenden Kontraktionen unterscheiden sich von echten Wehen, weil sie nicht regelmäßig sind und selten stärker werden. Geburtswirksame Wehen jedoch sind regelmäßig, werden zunehmend stärker und folgen in immer kürzeren Abständen aufeinander. Vorwehen hören oft auf, wenn Sie eine andere Tätigkeit aufnehmen, wogegen Geburtswehen stärker werden, wenn Sie umherlaufen. (Viel auf den Beinen zu sein, kann die Wehen anregen und dazu beitragen, daß das Baby sich in die geburtsgünstigste Lage begibt. Bei den Arizona-Indianern hieß es, daß die Frauen soviel wie möglich umhergehen sollten, um den Wehenverlauf positiv zu beeinflussen. Konnte eine Frau nicht mehr ohne Unterstützung laufen, wurde sie von anderen gehalten.)

Beim Näherrücken des Geburtstermins werden Sie bestimmte Veränderungen in Ihrem Körper feststellen. Das Baby rutscht ins kleine Becken (es »tritt tiefer«), und der ganze Uterus senkt sich mit ihm. Die Folge davon ist ein gewisses Senkungsgefühl. Das Gewicht verlagert sich nach unten, und die Aktivität Ihres Babys verringert sich, weil es nicht mehr soviel Platz zum

Strampeln und Strecken hat. Sie werden auch feststellen, daß Sie nicht mehr so kurzatmig sind und weniger Probleme mit der Verdauung haben. Doch möglicherweise nimmt der Druck in den Leisten zu, und die Beine schmerzen mehr.

Vor der Geburt vermehrt sich der Fluß des Scheidensekrets. Auch aus den Brüsten tritt zunehmend Flüssigkeit aus; es handelt sich dabei um Kolostrum, die erste Nahrung Ihres Babys, die reich an Immun- und Nährstoffen ist. Diese »Vormilch« hat eine wäßrige Konsistenz.

Der Schleimpfropf, der den Muttermund verschlossen und Ihr Baby vor Keimen geschützt hat, löst sich jetzt und wird als blutiger Schleim ausgeschieden. Vielleicht haben Sie auch einen Blasensprung, das heißt, das Fruchtwasser, das das Kind in der Gebärmutter umgab, fließt ab.

Manche Frauen verlieren vor den Wehen einige Pfunde an Gewicht. Andere erleben einen auffälligen Energieschub und fangen an, die Wohnung für die Ankunft ihres Babys vorzubereiten und zu putzen. Hier bricht der »Nestinstinkt« durch.

In der Amazonasregion sieht die werdende Mutter in der Vergrößerung der Bauchvenen eine Ankündigung der Geburt. Nordamerikanische Indianer wußten, daß die Geburt kurz bevorstand, wenn die Mutter am Abend an Übelkeit litt und Kreuzschmerzen hatte.

Bei der Geburt lösen sich mehrere Phasen ab:

Eröffnungs- und Übergangs- phase

- Der Muttermund wird dünner (»verstreicht«), gleichzeitig öffnet er sich. Das kann schon eine Weile vor den Wehen geschehen. Die Wehen selbst verlaufen ohne Unterbrechung und können bei einer Erstgebärenden (Primapara) 14 bis 24 Stunden dauern, bei einer Frau, die schon geboren hat (Multipara), durchschnittlich sieben Stunden. Herumgehen beschleunigt den Wehenverlauf. Wenn der Muttermund 7 cm eröffnet ist, beginnt die Übergangsphase, die andauert, bis der Muttermund voll, das heißt 10 cm eröffnet ist.

Aus- treibungs- phase

- Sie kann bis zu drei Stunden dauern. Ihr Baby tritt in den Geburtskanal ein, was Ihnen Erleichterung verschaffen wird, weil Sie in diesem Stadium aktiv arbeiten, das heißt mitschieben können. Wenn das Köpfchen des Babys durchtritt, werden Sie das Brennen verspüren, das

Sie bereits von der Damm-Massage her kennen. Am Schluß der Austreibungsphase ist Ihr Kind geboren.

● Nachdem Ihr Baby geboren ist, zieht sich der Uterus weiter zusammen, um die Plazenta auszustoßen. Das Stillen fördert diese Kontraktionen und kann diese letzte Wehenphase abkürzen, die in der Regel 10 bis 30 Minuten dauert. Stillen vertieft außerdem die Bindung, die zwischen Ihnen und Ihrem Baby entsteht.

Nach-
geburts-
phase

Margaret Mead merkte an, daß auf Samoa eine Geburt eine kollektive Anstrengung war. 20 bis 30 Menschen leisteten der Gebärenden Gesellschaft und unterstützten sie mit einem Fest, auf dem gelacht, gespielt, gescherzt und tatkräftig geholfen wurde. Auch auf Malaya begleiteten Freunde die Geburt und massierten abwechselnd den Bauch der Mutter.
Bei den Navajos in Arizona stand immer eine Frau der Mutter bei, die sie stützte und massierte. Massage wurde in fast allen Stammesgesellschaften nicht nur zur Erleichterung der Wehen eingesetzt, sondern auch, um ungünstige Lagen des Babys zu korrigieren.
In unserer modernen Gesellschaft, in der die Väter die Geburt wieder miterleben dürfen, bekommt auch die Massage wieder ihren alten Stellenwert: Sie kann Muskelspannungen lindern, bietet aktive körperliche und psychische Unterstützung und macht die Geburt so angenehm, wie es nur irgend geht.

Massage während der Wehen

Manche Frauen wollen während der Wehen am liebsten gar nicht berührt werden. Doch bei jenen, die sich Berührung wünschen, kann eine Massage während der Wehen Muskelverspannungen lösen, Schmerzen und Ängste lindern und das Selbstvertrauen stärken. Nicht zu unterschätzen sind allein die liebevolle Ermutigung und die psychische Zuwendung. Massage kann die Geburt auch tatsächlich beschleunigen.
1984 wurde eine Studie über Berührung während der Wehen durchgeführt, in der alle teilnehmenden Frauen positiv auf den Körperkontakt reagierten

(Elizabeth Birch berichtete darüber, s. Literatur). Die Studie kam zu dem Schluß, daß Berührung den Frauen Vertrauen gab und ihnen bei der Bewältigung der Geburtsarbeit half sowie insbesondere in der Übergangsphase, in der die Ängste am größten sind, als besonders hilfreich empfunden wurde.

Das Gefühl, durch die Berührung Unterstützung und Trost zu erhalten, die Zuwendung und Beruhigung, die eine Frau beim Körperkontakt erfährt, und die Nähe und das Vertrauen, die zum Massierenden empfunden werden, führen die Liste der genannten Reaktionen auf Massage an. Ein wichtiger Faktor war auch das Empfinden, die Situation mehr unter Kontrolle zu haben, denn die Gebärenden konnten sich durch die Berührung körperliche Bedürfnisse erfüllen. Viele Frauen äußerten auch, daß ihnen diese Form der Zuwendung ein Gefühl der Sicherheit und Geborgenheit schenkte.

Heilkräuter

- Dieses aromatisches Massageöl speziell für die Wehen wirkt sehr entspannend und dringt tief ein: 12 Tropfen Muskatellersalbeiöl, 5 Tropfen Rosenöl und 5 Tropfen Ylang-Ylang in 50 ml Pflanzenöl verschütteln.

Untere Rückenpartie

- Zur Massage bei Kreuzschmerzen legt sich die Frau auf die Seite, mit einem Kissen unter dem Kopf und einem zwischen den Knien. Wenn das Sitzen für sie bequemer ist, muß sich der Massierende hinter ihr niederlassen.

  1. Kreisen Sie mit den Daumen in Gegenrichtung auf dem Kreuzbein, dem dreieckigen Knochen am unteren Ende der Wirbelsäule, und üben Sie dabei soviel Druck aus, wie es Ihrer Partnerin angenehm ist (s. Abb. 5.1). Massieren Sie auf die gleiche Weise die Wirbelsäule hoch bis zur Taille.
  2. Halten Sie mit einer Hand die Schulter Ihrer Partnerin fest, und streichen Sie seitlich an der Wirbelsäule hoch und um die Schulter herum. Wiederholen Sie das mehrmals, bevor Sie die andere Seite massieren. Dazu braucht sich die Frau nicht umzudrehen, auch wenn Sie dann nur begrenzt Zugang zur unteren Schulter haben.

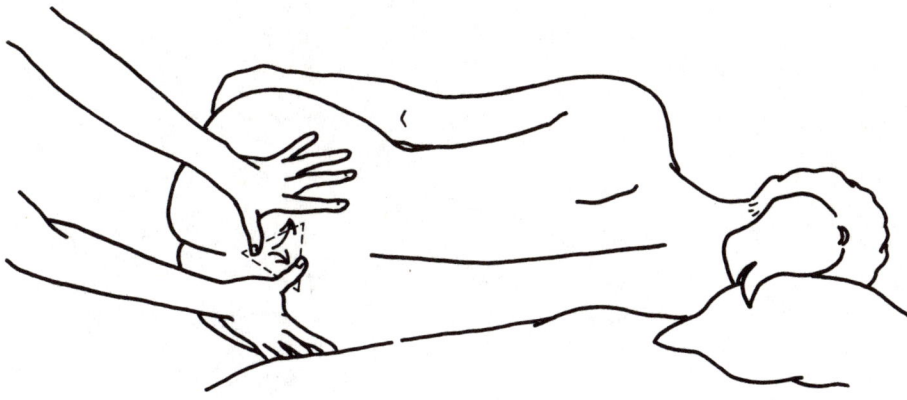

5.1 Während der Wehen: Daumenkreisen in Gegenrichtung auf dem Kreuzbein.

3. Pressen Sie mit beiden Daumen die etwa eineinhalb Zentimeter links und rechts von der Wirbelsäule liegenden Punkte. Beginnen Sie am Kreuzbein, und gehen Sie in Zwei-Zentimeter-Schritten nach oben (s. Abb. 5.2). Drücken Sie jeden Punkt fünf Sekunden lang. In Taillenhöhe enden.

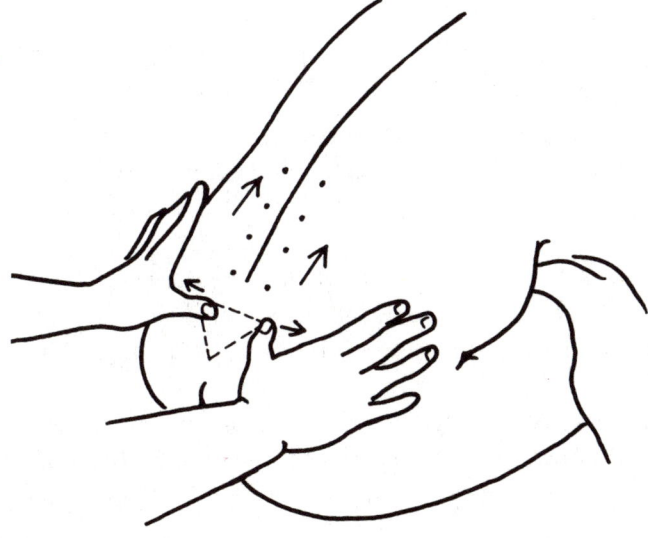

5.2 Während der Wehen: Druckpunkte im Beckenbereich und an der Wirbelsäule.

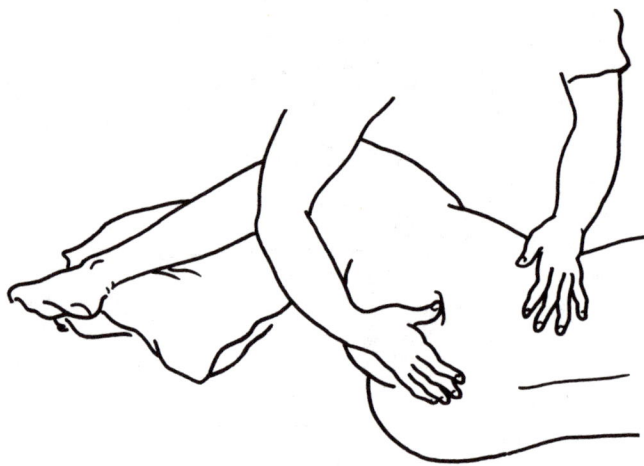

5.3 Druckpunkt in der Gesäßmitte.

4. Mit den Daumen zeichnen Sie das Becken nach, vom Kreuzbein in Zwei-Zentimeter-Abständen bis zu den Seiten der Hüfte. In der Gesäßmitte pressen Sie tief ins Gewebe (s. Abb. 5.3). Pressen Sie, wenn Ihre Partnerin ausatmet, und lockern Sie den Griff, wenn sie einatmet. Dreimal wiederholen.

5. Legen Sie den Handballen direkt auf das Kreuzbein Ihrer Partnerin, und stützen Sie ihre Schulter mit der anderen Hand. Vibrieren Sie zehn Sekunden lang tief in den Knochen hinein (s. Abb. 5.4). Noch zweimal wiederholen.

6. Am Schluß streichen Sie über den gesamten Bereich zwischen Kreuzbein und Schultern, dann noch einmal um die Schultern herum.

Obere Rücken- partie

- Auch diese Massage läßt sich in der Seitenlage durchführen. Will die Frau den größtmöglichen Nutzen daraus ziehen, muß sie sich einmal umdrehen. Wenn sie sitzt, ist der gesamte Rücken besser zugänglich.

1. Streichen Sie den ganzen Rücken hoch, vom Kreuzbein aufwärts, und um die Schultern herum. Machen Sie das insgesamt dreimal (s. Abb. 5.5). Dann massieren Sie weiter um die Schultern.

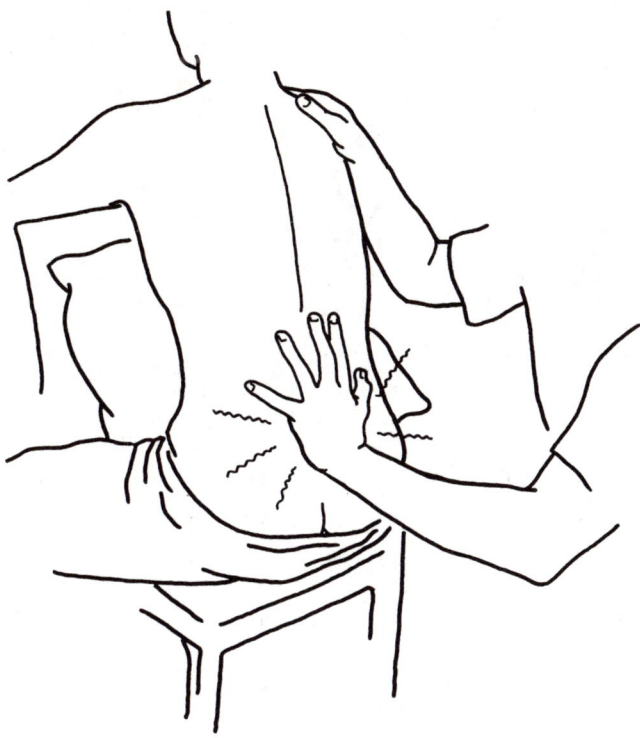

5.4 Während der Wehen: Vibrieren auf dem Kreuzbein.

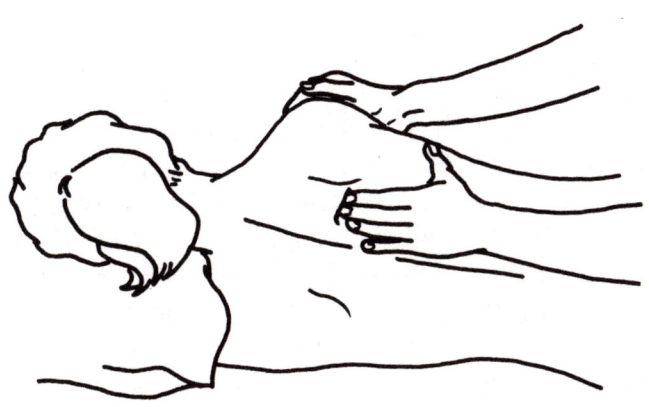

5.5 Streichmassage am Rücken aufwärts, in Seitenlage.

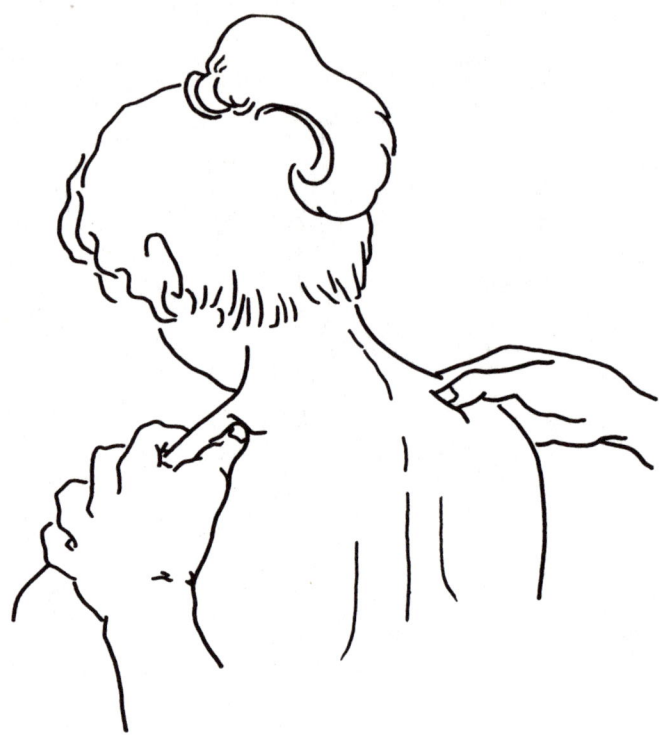

5.6 Druckpunkte in der Schultermitte.

2. Kreisen Sie mit den Daumen in Gegenrichtung jeweils an einem Schulterblatt entlang; konzentrieren Sie sich dabei auf die besonders empfindlichen Stellen.
3. Massieren Sie mit beiden Händen die obere Schulterpartie, den Nacken hinauf und wieder hinunter. Pressen Sie die Punkte in der Schultermitte (s. Abb. 5.6). Fordern Sie Ihre Partnerin auf, die Stirn in Ihre Hand zu legen, und kneten Sie dann mit der anderen Hand ihre Nackenmuskeln.
4. Streichen Sie zum Schluß mehrmals den ganzen Rücken aufwärts.
5. Wiederholen Sie diese Massage auf der anderen Seite, falls Ihre Partnerin die Seitenlage eingenommen hat.

- Zwischen den Wehen bringt eine Bauchmassage im Uhrzeigersinn oft willkommene Erleichterung. Die Frau kann dabei auf dem Rücken liegen, mit Kissen unter Kopf und Knien, oder in der Seitenlage ruhen (s. Abb. 5.7).

Bauch-massage

- Wie Rücken und Bauch stehen auch die Beine während der Wehen unter starker Anspannung (und die Füße werden oft kalt; vergessen Sie daher nicht, Socken bereitzulegen). Eine Massage, die aus Streichen über Beine und Füße besteht, hilft den Muskeln, sich zu entspannen, und lindert den Schmerz. Streichen Sie mehrmals die Vorder- und Rückseite der Beine hoch, vom Fuß bis zur Hüfte. Das wirkt äußerst wohltuend. Eine Fußmassage stimuliert viele Reflexpunkte und erleichtert die Wehen insgesamt.

Bein-massage

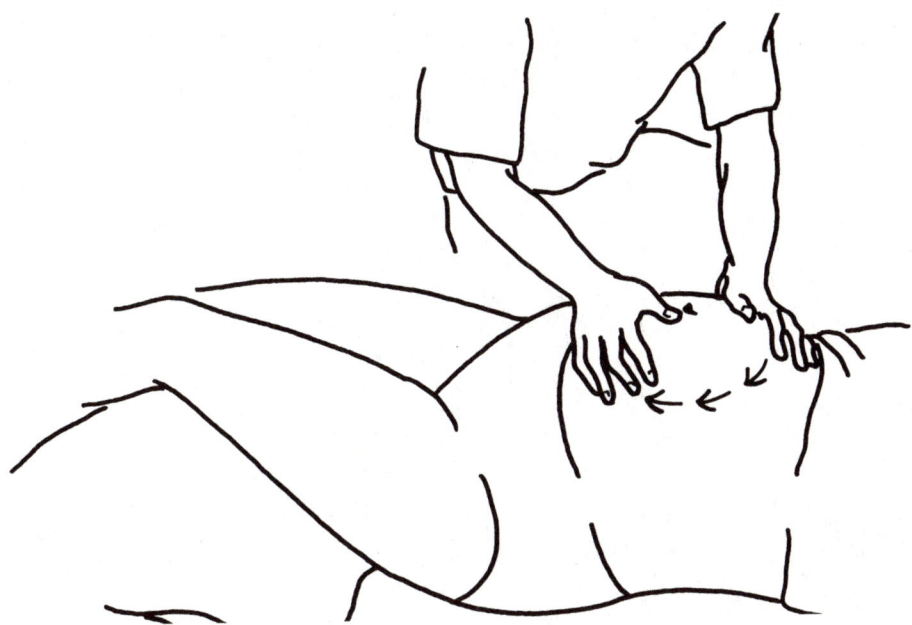

5.7 Bauchmassage im Uhrzeigersinn.

Wehen-
Druck-
punkte

● Neben der allgemeinen Körpermassage gibt es einige Akupressur- und Fußreflexzonen-Punkte, deren Stimulation eine starke Wirkung auf den Körper ausübt. Die Wehen lassen sich dadurch beschleunigen, und die Schmerzen werden geringer. Vor dem Geburtsbeginn dürfen diese Punkte auf keinen Fall angeregt werden; sie sind so wirkungsvoll, daß sie in den ersten beiden Schwangerschaftsdritteln tatsächlich Wehen verursachen und den Schleimpfropf lösen können. Aus diesem Grund ist dringend vor einer Stimulation dieser Punkte vor dem Einsetzen der Wehen zu warnen.

1. Der Milzpunkt 6 liegt etwa drei Fingerbreit oberhalb des Innenknöchels, unter der Schienbeinkante (s. Abb. 5.8). Pressen Sie diesen Punkt an beiden Beinen mit dem Daumen. Ihre Partnerin wird zweifellos spüren, ob Sie den richtigen Punkt getroffen haben. Drücken Sie zehn Sekunden lang, und lassen Sie wieder los. Insgesamt dreimal wiederholen.

2. Die Fußreflexpunkte für die Eierstöcke und den Uterus liegen unterhalb der Knöchel in der Fersenmitte (s. Abb. 5.9a und 5.9b). Drücken Sie die Punkte an beiden Füßen gleichzeitig, benutzen Sie dabei Daumen und Mittelfinger. Zehn Sekunden drücken, dann lockerlassen. Insgesamt dreimal wiederholen.

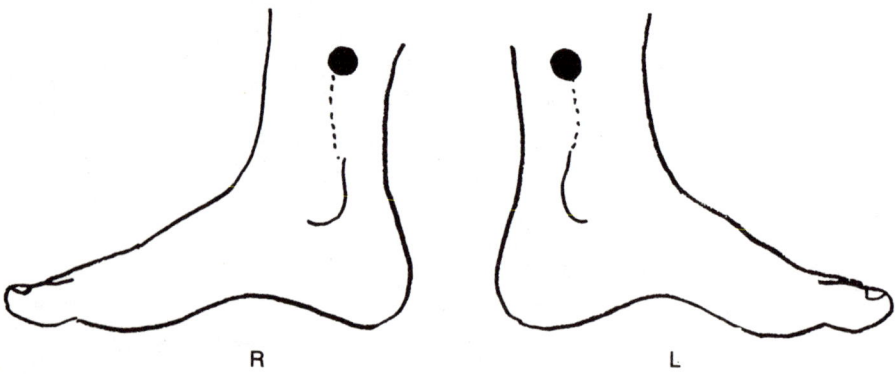

R   L

5.8 Der Druckpunkt Milz 6 liegt etwa drei Fingerbreit oberhalb des Innenknöchels.

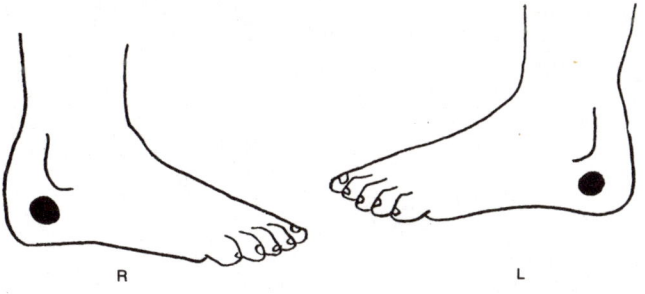

5.9 a Die Reflexpunkte für die Eierstöcke befinden sich an der Außenseite.

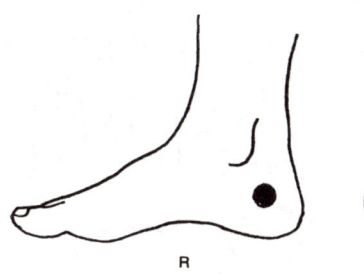
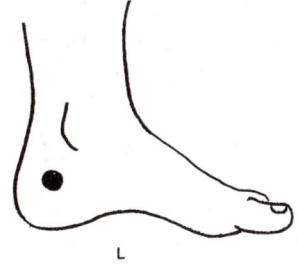

5.9 b Die Reflexpunkte für den Uterus befinden sich an der Innenseite.

• Eine Stimulation der Brust signalisiert dem Uterus, sich durch die Ausschüttung von Oxytozin auf die Geburt vorzubereiten. Dieses Hormon sorgt dafür, daß der Muttermund weicher, dünner und weiter wird – bereit für die Wehen. Reiben Sie behutsam beide Brustwarzen zwischen Ihren Fingerspitzen – bis zu einer Stunde lang, dreimal täglich. Beginnen Sie damit in der Woche des Geburtstermins. Die dabei freigesetzten Oxytozinmengen sind wesentlich geringer als die Dosis, mit der die Ärzte die Wehen auslösen. Der Muttermund hat also reichlich Zeit, sich auf die Geburt vorzubereiten.

• Eine Stimulierung der Handreflexpunkte (und des Milzpunkts 6 sowie der Eierstock- und Uteruspunkte an den Füßen) während der Wehen kann den Geburtsvorgang beschleunigen. Besorgen Sie sich mehrere stabile Plastik- oder Metallkämme (für den Fall, daß einer zerbricht). Halten Sie in jeder Hand einen Kamm, so daß Ihre Fingerspitzen auf dem oberen Rand liegen und die Zähne auf die Handinnenfläche drücken (s. Abb. 5.10). Während der Wehen pressen Sie die Kämme in Ihre Handflächen und verändern immer wieder ihre Position, um alle Reflexpunkte in den Händen zu stimulieren.

Wehen
in Gang
bringen

Bei
langer
Dauer
der
Wehen

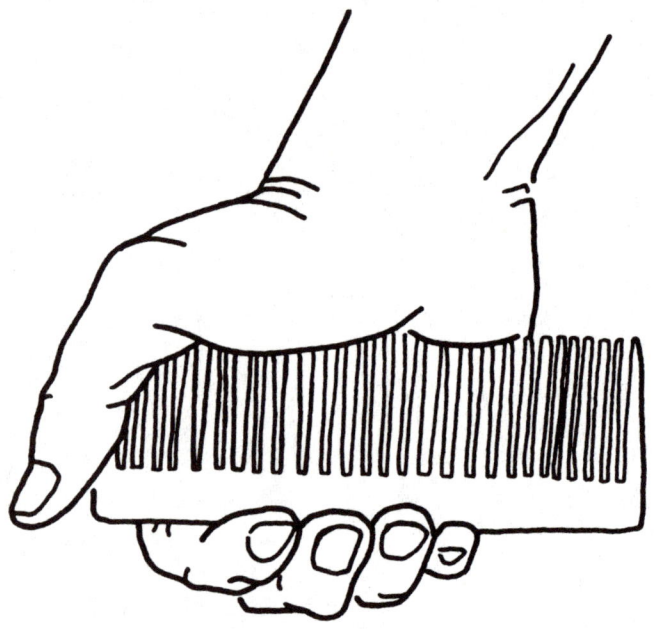

5.10 Wenn die Wehen lange dauern, pressen Sie bei jeder Wehe einen Kamm in Ihre Handfläche.

Während und nach den Wehen kann Ihr Körper zu zittern beginnen. Wenn Ihr Partner seine Hände auf Ihre Arme oder Beine legt, kann das Zittern aufhören, zumindest aber gibt er Ihnen Zuwendung und Unterstützung und vielleicht auch das Gefühl, wieder Boden unter den Füßen zu bekommen. Er kann auch an Ihren Füßen die inneren Partien des Fußgewölbes kneten, was das Zittern beträchtlich beruhigen kann (s. Abb. 5.11).

5.11 Beidseitig die inneren Partien des Fußgewölbes kneten, um das Zittern während der Wehen zu verringern.

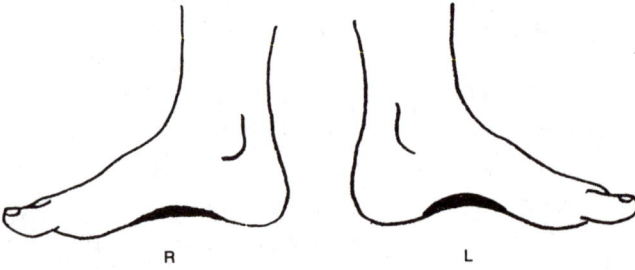

6 MASSAGE NACH DER GEBURT

Die sechs Wochen nach der Geburt sind eine Zeit der Regeneration, in der Ihr Körper wieder zum Normalzustand zurückkehrt. Das hormonelle Gleichgewicht stellt sich allmählich wieder ein, und der Uterus bildet sich auf seine ursprüngliche Größe zurück. Viele Frauen leiden unter Müdigkeit und auch ein paar Tage oder sogar Wochen lang unter sogenannten Wochenbettdepressionen. Ausreichend Ruhe, gute Ernährung, viel Flüssigkeit, Massage und Unterstützung von anderen werden Ihnen helfen, sich Ihrer neuen Situation anzupassen und sich rasch zu erholen.

In dieser Phase zeigen einige körperliche Symptome die hormonelle Umstellung an, die in Ihnen vorgeht:

- Häufiges Ausscheiden von Harn in großen Mengen.
- Verstärktes Schwitzen.
- Eine kontrahierte, harte Gebärmutter, wodurch Blutverlust vermieden wird.
- Wochenfluß. Diese völlig normale vaginale Absonderung ähnelt in den ersten Tagen nach der Geburt der Menstruation, dann zeigt sie ein helleres Rot. Schließlich wird sie gelb oder weiß, etwa zwei Wochen nach der Geburt.
- Sie werden Nachwehen spüren. Dabei kontrahiert die Gebärmutter, um ihre ursprüngliche Größe zu erlangen. Nachwehen werden durch Stillen verstärkt, was den Heilungsprozeß beschleunigt.
- Allgemeines Wundgefühl und Steifheit nach der Geburtsarbeit.

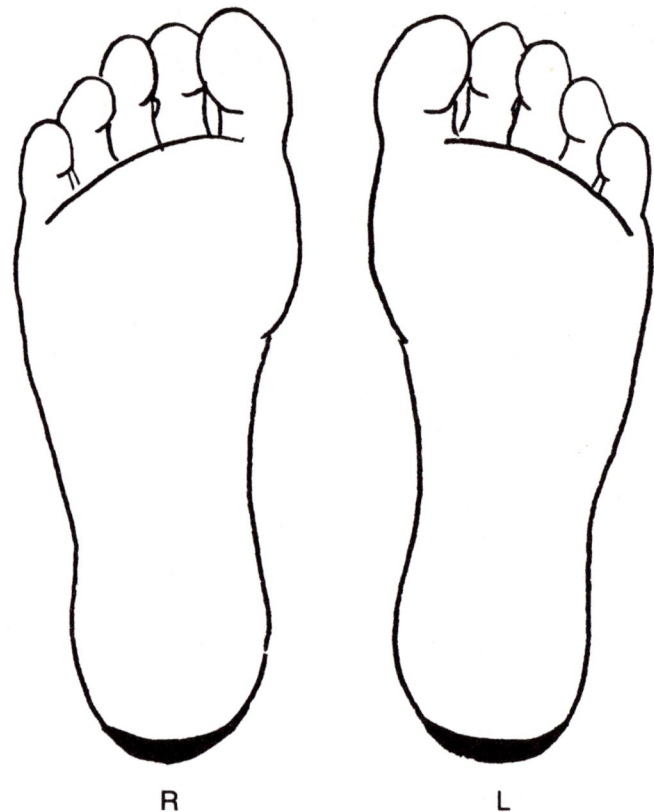

6.1 Reflexpunkte zur
Behandlung von
Hämorrhoiden.   R   L

Durch häufiges Auflegen von Eisbeuteln in den ersten 24 Stunden (oder
länger) klingen Schwellungen und Schmerzen im Dammbereich rascher ab.
Hämorrhoiden, die sich vielleicht während der Wehen gebildet haben,
lassen sich durch dieselben Massagegriffe lindern, die in Kapitel 2 beschrieben sind. Die Reflexpunkte an den Fersen (s. Abb. 6.1) sollten fünf Minuten
lang in Abständen von 15 bis 30 Sekunden gedrückt werden. Denken Sie
auch an die Stimulierung der Darmpunkte, damit die Peristaltik in Bewegung kommt. Der Akupressur-Punkt auf dem Scheitel unterstützt ebenfalls
die Rückbildung von Hämorrhoiden (s. Abb. 6.2).
Die in Kapitel 4 erläuterten Kegelübungen (s. S. 85f.), durch die Damm
und Beckenboden ihre Spannung wiedererlangen, pumpen auch das Blut
aus den erweiterten Beckenvenen. Ein kaltes Sitzbad in sechs Zentimeter

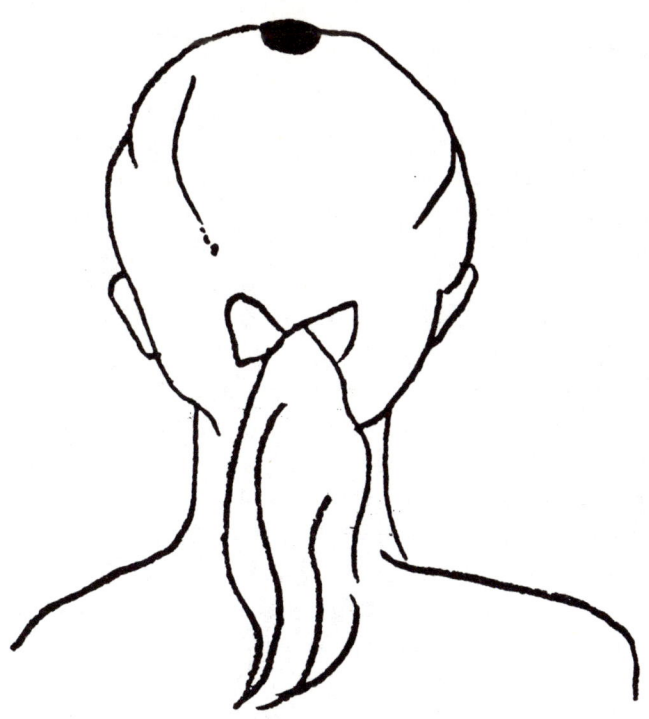

6.2 Akupressur-Punkt zur Behandlung von Hämorrhoiden.

tiefem klarem Wasser läßt ebenfalls die Hämorrhoiden schrumpfen. Sie können auch direkt Zitronensaft oder Hamamelis auftragen.

Andere häufige Beschwerden im Wochenbett ähneln jenen, die Sie vielleicht schon aus der Zeit der Schwangerschaft kennen. Wie Sie sich bei Bauchbeschwerden, Rückenschmerzen, empfindlichen Brüsten, Verstopfung oder Sodbrennen, Müdigkeit, Kopfschmerzen und verspannten Muskeln Erleichterung verschaffen, können Sie in Kapitel 2 nachlesen.

Wie schnell Sie Ihre gewohnten sportlichen Aktivitäten wieder aufnehmen können, hängt von Ihrer Fitness vor und während der Schwangerschaft, dem Zustand Ihres Körpers nach der Geburt, den Komplikationen, die Sie möglicherweise hatten, und Ihrem eigenen Gefühl ab. Sprechen Sie mit Ihrem Arzt, bevor Sie in ein Training einsteigen. Beginnen Sie auf jeden Fall langsam und vorsichtig. Sie werden schneller wieder fit, wenn Sie Ihre körperliche Aktivität langsam aufbauen.

Wochenbettdepressionen

Sechzig Prozent der Frauen haben in den ersten zehn Tagen nach der Geburt leichte psychische Probleme: Die Stimmung schwankt, die Tränen fließen schneller; die jungen Mütter können sich schlecht konzentrieren, empfinden Ängste, Gereiztheit oder sogar Verzweiflung. Diese Gefühle verschwinden oft, wenn die Milch einschießt (meist am vierten Tag nach der Geburt), und wenn das hormonelle Gleichgewicht wiederhergestellt ist. Die »Heilung« ist spontan, es gibt keine Rückfälle.

Wochenbettdepressionen unterscheiden sich in Dauer und Schwere von solchen Verstimmungen. Nur etwa 10 Prozent der Frauen leiden darunter. Die Depressionen zeigen sich meist erst, wenn die Mutter aus der Klinik nach Hause zurückkehrt. Die Symptome gleichen den oben beschriebenen, doch kann die Unfähigkeit hinzukommen, mit dem Baby zurechtzukommen, außerdem verstärkte Angstgefühle ohne Tränen sowie Eß- und Schlafstörungen. Wenn solche Wochenbettdepressionen nicht behandelt werden, können sie mehrere Monate andauern.

Vieles kann zu solchen Depressionen beitragen: Die körperlichen, emotionalen, familiären, sozialen und psychischen Veränderungen, die auf die jungen Eltern einstürmen, sind starke Streßfaktoren. Auch das ist eine Übergangsphase, die Liebe, Geduld, Mitgefühl und Verständnis verlangt.

Massage nach der Geburt

Bei den Naturvölkern war eines der wichtigsten allgemein anerkannten Heilverfahren nach der Geburt die Massage. Auf den Philippinen wurde während der Wehen und in der ganzen Wochenbettzeit massiert, um die Rückbildung des Uterus anzuregen. In den indischen Maikala-Bergen ölte die Geburtshelferin ihren Kopf ein und rieb ihn gegen den Bauch der stehenden jungen Mutter, bis alles Blut herauskam. Auf Tahiti knetete die Mutter ihren eigenen Bauch, während sie im Meer badete; ihr Mann preßte seinen Fuß gegen sie, um das Ausstoßen der Plazenta zu fördern.

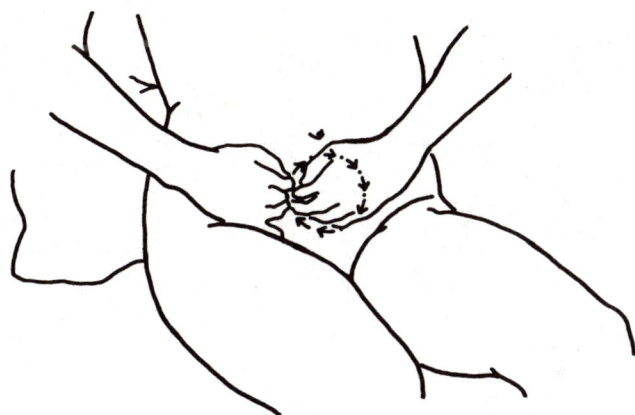

6.3 Bauchmassage zur Rückbildung der Gebärmutter.

Die junge Mutter kann die Rückbildung ihrer Gebärmutter beschleunigen, wenn sie ihren Bauch alle vier Stunden kreisförmig im Uhrzeigersinn massiert (s. Abb. 6.3). Während und unmittelbar nach dieser Massage wird die Blutung stärker, da der Uterus kontrahiert und vermehrt Wochenfluß absondert. Das sind Anzeichen einer effektiven Massage. Führen Sie diese Massage nach der Geburt durch, bis der Wochenfluß hell wird, was meist nach zwei Wochen der Fall ist.

Eine Ganzkörpermassage (s. Kapitel 3) hilft bei schmerzenden, verspannten Muskeln, vertreibt Müdigkeit und fördert insgesamt den Regenerationsprozeß. Der Vater sollte bei der Massage der unteren Rückenpartie noch zwei Druckpunkte einbeziehen; einer liegt auf dem Kreuzbein, der andere auf dem Wirbel direkt unterhalb der Taille (s. Abb. 6.4). Drücken Sie jeden Punkt 15 Sekunden lang, und lösen Sie dann den Griff. Noch zweimal wiederholen.

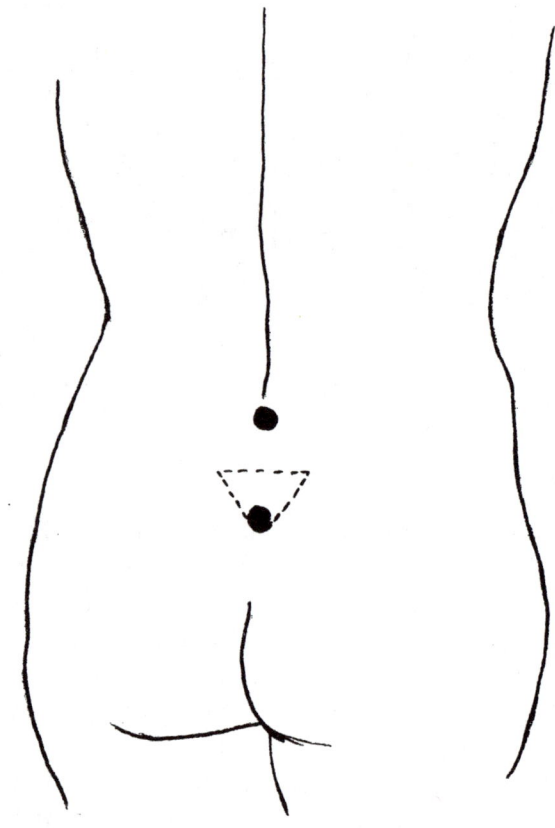

6.4 Druckpunkte für die
Wochenbett-Massage.

Heilkräuter
    •   Trinken Sie über den ganzen Tag verteilt Himbeerblättertee. Frauen, die mit Kaiserschnitt entbunden haben, können die Heilung durch einen Ingwer-Umschlag fördern, wie er im Abschnitt über Brustbeschwerden in Kapitel 2 (s. S. 29) beschrieben ist. Warten Sie, bis sich die Wunde geschlossen hat, und legen Sie den Umschlag vom Nabel bis zur Naht auf den Unterbauch.

Auf Java wurde der Bauch der jungen Mutter die ersten fünf Tage nach der Geburt massiert, im folgenden Monat dann in größeren Abständen. In traditionellen Kulturen war auch das Einbinden des Bauchs gängige Praxis, um wieder in Form zu kommen.

7 STILLEN

Die Laktation beginnt bereits, wenn kurz vor den Wehen Kolostrum aus Ihren Brüsten austritt. Bis die »reife« Muttermilch einschießt, dauert es dann noch einige Tage – in der Regel bis zum vierten Tag nach der Geburt. Der Milchfluß kann sich verzögern, wenn Sie bei der Geburt starke Medikamente bekommen haben, krank sind oder unter Streß stehen.

Saugt Ihr Baby an Ihren Brüsten, wird Oxytozin und Prolaktin ausgeschüttet, das Signal zur Freisetzung von Milch aus den Milchdrüsen. Sowohl das Kolostrum als auch die Muttermilch werden von kleinen Drüsen produziert, die tief in den Brüsten liegen. Diese Milchbläschen (Alveolen) nehmen während der Schwangerschaft an Größe und Anzahl zu. Einige Tage, nachdem Ihr Baby zur Welt gekommen ist, sammelt sich die Milch in den Milchseen unter dem Vorhof der Brustwarzen. Diese Milch trinkt Ihr Baby bei jedem Stillen als erstes. Sie ist reich an Eiweiß und fettarm.

Während des Stillens sendet Ihr Gehirn Signale an die Hypophyse, die dann Oxytozin ausschüttet. Dieses Hormon bewirkt, daß sich die Zellen um die Alveolen herum zusammenziehen und die Milch in die Milchgänge und durch die Öffnungen in den Brustwarzen drücken: Der Milchfluß kommt in Gang. Die nun als »zweite Portion« produzierte Milch enthält viel Fett und macht etwa zwei Drittel der Milch aus, die Ihr Baby bei jeder Mahlzeit trinkt.

Muttermilch ist die ideale Ernährung für ein Baby. Sie ist reich an Nähr- und Immunstoffen, schützt vor Zahnverfall und verringert das Risiko, daß Allergien entstehen; sie enthält viel Eisen, ist leicht verdaulich und erfordert keine Zubereitung. Sowohl für das Kind als auch für die Mutter ist Stillen emotional sehr befriedigend. Es beschleunigt zudem die Rückbildung des Uterus und zehrt das Körperfett auf, das zu diesem Zweck zusätzlich gespeichert wurde.

Massage für stillende Mütter

Die kalifornischen Modoc-Frauen und Mütter in Teilen Guams und Afrikas massierten sich die Brüste, um den Milchfluß anzuregen.

Eine Ganzkörpermassage löst viel Streß, der den Milchfluß blockieren kann. Wie massiert wird, ist in Kapitel 3 beschrieben. Brustmassage (s. Kapitel 2) regt den Milchfluß an und verschafft Erleichterung bei Milchstau.

Die folgende Massage können Sie selbst durchführen oder von Ihrem Partner machen lassen. Massieren Sie behutsam, mit leichtem Druck, und meiden Sie direkten Kontakt mit den Brustwarzen.

1. Mit Öl oder Creme auf den Händen kreisen Sie leicht um beide Brüste. Der Druck bleibt gering und gleichmäßig.
2. Kreisen Sie um eine Brust. Massieren Sie mit den Fingerspitzen in winzigen Kreisen um die Brust (s. Abb. 7.1). Bei der anderen Brust wiederholen.

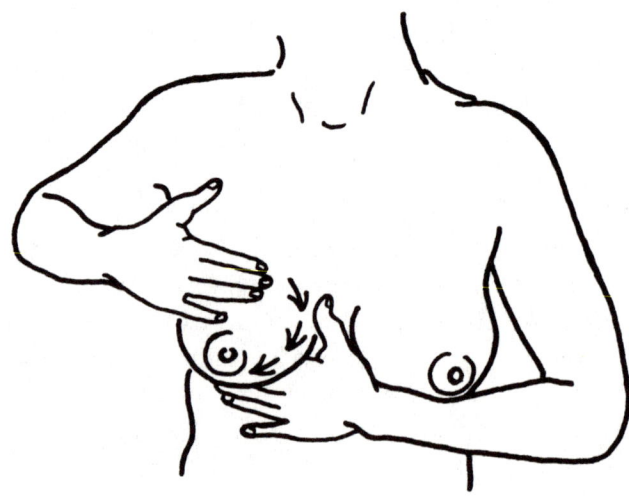

7.1 Die Fingerspitzen kreisen um jede Brust.

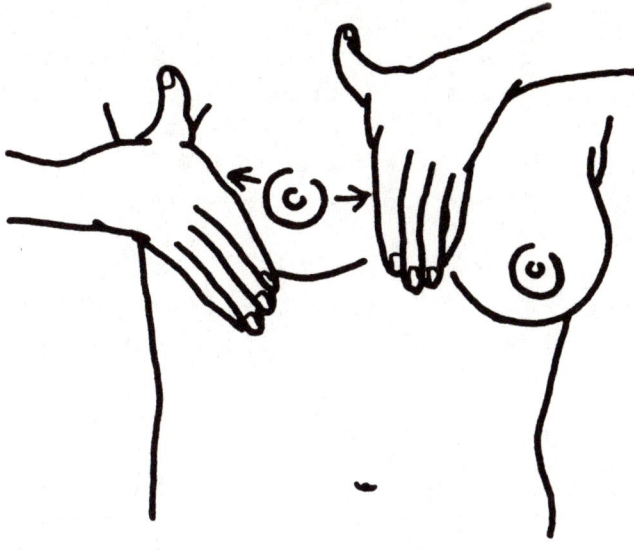

7.2 Vom Warzenhof aus
nach außen streichen.

3. Legen Sie beide Hände flach auf eine Brust, und streichen Sie langsam
vom Warzenvorhof nach außen (s. Abb. 7.2). Verändern Sie immer
wieder die Handhaltung, so daß Sie die ganze Brust ausstreichen können.
Behandeln Sie auf diese Weise auch die andere Brust.

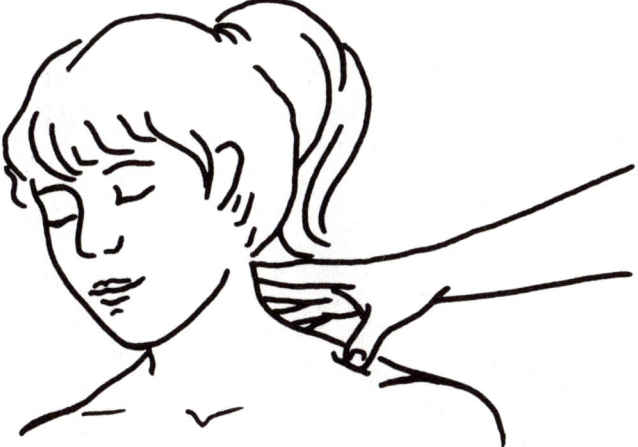

7.3 Druckpunkt in der
Schultermitte zur Stimulation des Milchflusses.

4. Drücken Sie den Punkt in der Schultermitte (s. Abb. 7.3) 15 Sekunden lang. Noch zweimal wiederholen. Dieser Punkt, der den Milchfluß anregt, sollte in der Schwangerschaft nicht stimuliert werden.

Bei einer zu geringen Milchproduktion stimulieren Sie den Druckpunkt, der zwischen der sechsten und siebten Rippe auf dem Brustbein liegt (in Höhe der Brustwarzen).

Heilkräuter
- Mariendisteltee ist ein wunderbarer Tee für stillende Mütter. Auch Pfefferminztee eignet sich gut. Trinken Sie auf jeden Fall reichlich, auch Wasser mit Zitrone.

Brust-entzündung beim Stillen
- Geben Sie zu gleichen Teilen wenige Tropfen Lavendelöl, Geranienöl und Rosenöl in einen Liter heißes Wasser. Lassen Sie die Mischung abkühlen, tränken Sie einen Umschlag damit, und legen Sie ihn 10 bis 15 Minuten auf Ihre Brüste. Stillen Sie auch während der Infektion weiter, dann heilt die Entzündung schneller ab.
  Waschen Sie sich nach jeder Brustbehandlung, bevor Sie stillen.

Den Milchfluß stoppen

Frauen, die nicht stillen können oder möchten, legen Eisbeutel auf ihre Brüste, um den Milchfluß zu hemmen. Je ein Teelöffel Salbeiblätter und Alfalfa (Luzerne) auf eine Tasse ergibt einen wirkungsvollen Abstilltee – oft trinken!

8 AKUPRESSUR-PUNKTE UND FUSSSREFLEXZONEN IM ÜBERBLICK

Beschwerden   Behandlung

Allergien und
Nebenhöhlen-
beschwerden

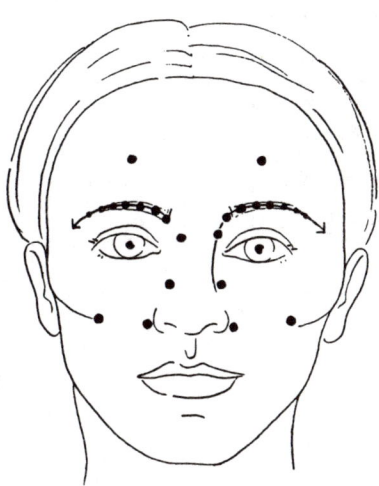

Jeden Punkt
30 Sekunden
lang drücken.

Allergien und
Nebenhöhlen-
beschwerden

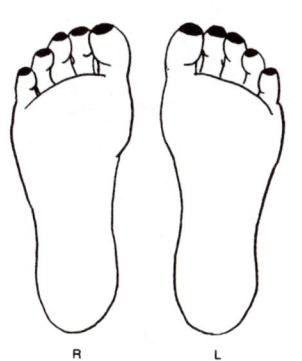

Jeden Punkt
30 Sekunden
lang drücken.

R   L

Beschwerden   Behandlung

Anämie

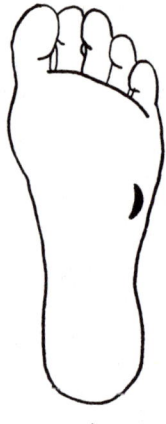

L

Die Reflexzone für die Behandlung von Anämie befindet sich nur am linken Fuß. Drücken Sie den Punkt solange, bis er nicht mehr empfindlich ist.

Brustbeschwerden

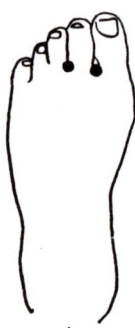

L   R

Drücken Sie die Punkte, bis sie nicht mehr empfindlich sind.

Hämorrhoiden

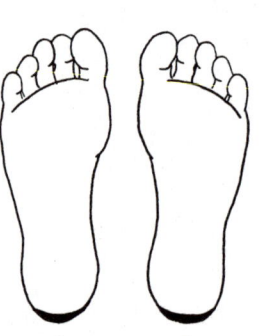

R   L

Drücken Sie an der Reflexzone 15 bis 30 Sekunden lang. Behandeln Sie jeden Fuß fünf Minuten auf diese Weise.

Beschwerden   Behandlung

Hämorrhoiden

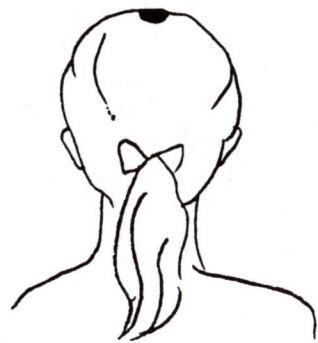

Drücken Sie den
Akupressur-Punkt
dreimal 15 Sekun-
den lang.

Ischias

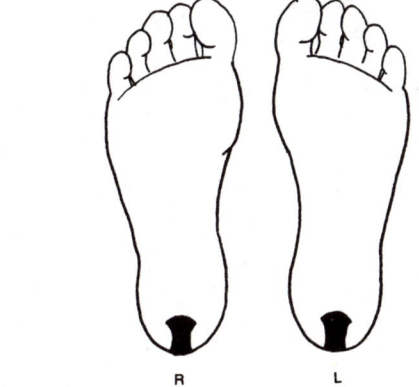

Drücken Sie jeden Bereich
15 Sekunden lang, dann fünf
Sekunden lang aussetzen. Insgesamt dreimal wiederholen.

Ischias

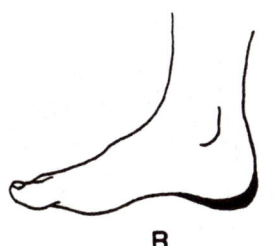

Drücken Sie jeden Bereich
15 Sekunden lang, dann fünf
Sekunden lang aussetzen. Insgesamt dreimal wiederholen.

Beschwerden   ## Behandlung

Ischias

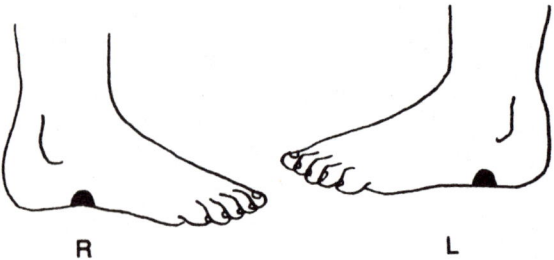

R   L

Drücken Sie jeden Punkt
15 Sekunden lang, dann
fünf Sekunden lang aussetzen.
Insgesamt dreimal wiederholen.

Rückenschmerzen

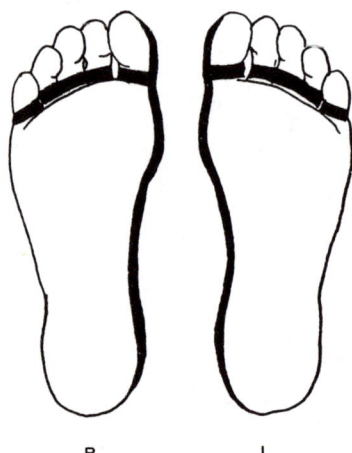

R   L

Massieren Sie die Punkte auf
den Reflexzonen, bis sie nicht
mehr empfindlich sind.

Rückenschmerzen

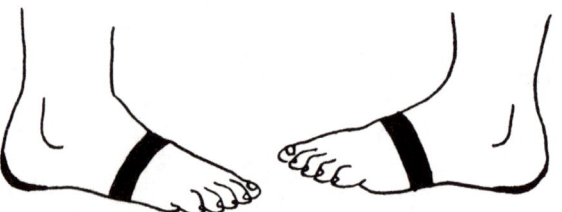

Massieren Sie die Punkte auf
den Reflexzonen, bis sie nicht
mehr empfindlich sind.

Beschwerden   Behandlung

Verstopfung und
Sodbrennen

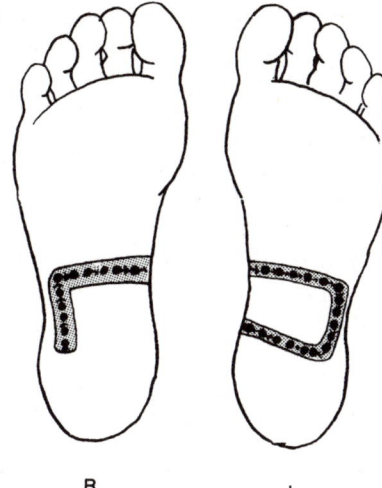

Beginnen Sie mit dem rechten Fuß.
Drücken Sie die Punkte auf der
Darm-Reflexzone. Halten Sie den
Druck jeweils 30 Sekunden lang.

Wehen

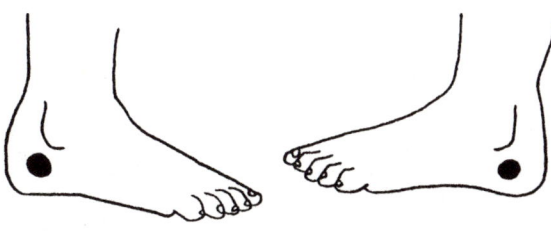

Drücken Sie die Reflexpunkte
für Uterus und Eierstöcke
an beiden Füßen gleichzeitig
10 Sekunden lang. Griff lockern.
Insgesamt dreimal wiederholen.

Wehen

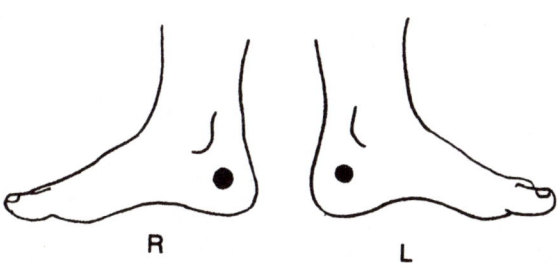

Drücken Sie die Reflexpunkte
für Uterus und Eierstöcke
an beiden Füßen gleichzeitig
10 Sekunden lang. Griff lockern.
Insgesamt dreimal wiederholen.

Beschwerden   Behandlung

Wehen

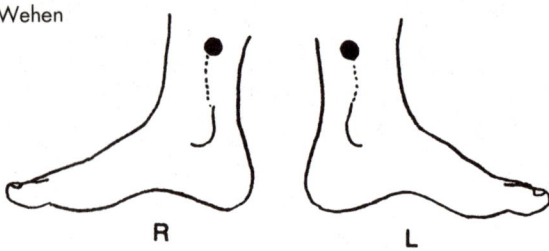

Drücken Sie den Milzpunkt 6
10 Sekunden lang. Griff lockern.
Insgesamt dreimal wiederholen.

Wehen

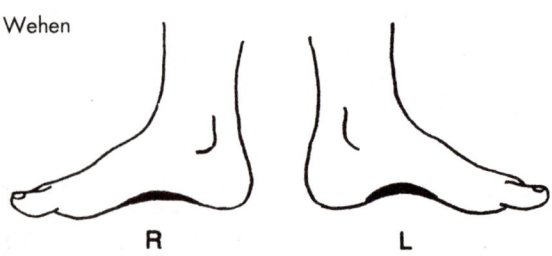

Kneten Sie die Fußgewölbe,
um das Zittern während der
Wehen zu beruhigen.

Beschwerden   Behandlung

Wehen

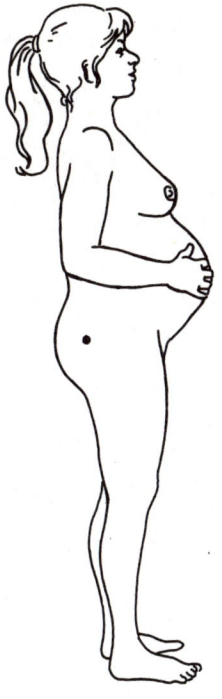

Beim Einatmen Punkt tief pressen,
beim Ausatmen Druck lockern.
Dreimal wiederholen.

Wochenbett

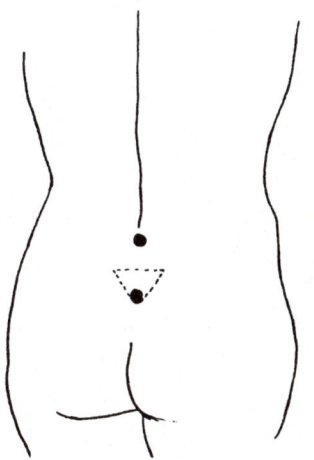

Drücken Sie jeden Punkt
15 Sekunden lang.
Griff lockern.
Dreimal wiederholen.

9 NATURHEILMITTEL IM ÜBERBLICK

In dieser Tabelle sind die im Buch erwähnten Hinweise über die Verwendung von Heilkräutern zusammengefaßt; auch die Ernährungsratschläge sind einbezogen. Bei den ätherischen Ölen handelt es sich um Essenzen, die Sie in Kräuter- oder Naturkostläden kaufen können.

Beschwerden	Behandlung
Allergien und Nebenhöhlen-beschwerden	Verrühren Sie zwei bis drei Tropfen Eukalyptusöl in warmem Wasser, und inhalieren Sie.
Anämie	Löwenzahntee; Ampfertee
Brustbeschwerden	Warmen Ingwer-Umschlag 30 Minuten lang auflegen
Brustentzündung/Mastitis	Warmer Umschlag aus gleichen Teilen Lavendelöl, Geranienöl und Rosenöl auf einen Liter Wasser
Dammregeneration	Niedriges Sitzbad mit zwei Tropfen Zypressenöl und vier Tropfen Lavendelöl
Hämorrhoiden	Hamamelis; Zitronensaft; Vitamin E; Vitamin B6, oral

Beschwerden	Behandlung
• Kaiserschnitt-Narben	Warme Ingwer-Umschläge
• Kopfschmerzen	Brennesseltee (3 EL pro Tasse); Matetee (1 TL pro Tasse)
• Krämpfe	Kalziumreiche Ernährung
• Krampfadern	Vitamin C (100 mg); Vitamin E (600 I.E.)
• Ödeme	Hände und Füße in Bad mit Epsom-Bittersalz (Magnesiumsulfat) tauchen: 1 Liter kochendes Wasser mit 500 ml Salz ins Badewasser geben; Vitamin B6
• Rückenschmerzen	Massageöl: 10 Tropfen Wacholderöl, 6 Tropfen Lavendelöl, 8 Tropfen Rosmarinöl in 50 ml Pflanzenöl verschütteln
• Schlafstörungen	1 Tasse Hopfentee; 1 Tasse Helmkrauttee; 1 Tasse Kamillentee
• Schwangerschaftsstreifen	Vitamin E auf die Streifen geben; Massageöl mit 25 Tropfen Lavendelöl und 5 Tropfen Neroliöl (falls gewünscht) in 50 ml Pflanzenöl verschütteln
• Sodbrennen	Zwei bis drei Tropfen Pfefferminz-, Rosen- oder Sandelholzöl auf die Zunge träufeln

Beschwerden	Behandlung
• Stillen	Mariendisteltee; Pfefferminztee
• Übelkeit	Himbeerblättertee; Pfefferminztee
• Wehen	Massageöl: 12 Tropfen Muskateller-salbeiöl, 5 Tropfen Rosenöl und 5 Tropfen Ylang-Ylang in 50 ml Pflanzenöl verschütteln
• Wochenbett	Himbeerblättertee zur Rückbildung
• Wunde Brustwarzen	Zwei Tropfen Rosenöl in 25 ml Mandelöl verschütteln

ANHANG

SCHWANGERSCHAFTS-VERLAUF UND ENTWICKLUNG DES BABYS

Das erste Schwangerschaftsdrittel

• Obwohl keine zwei Schwangerschaften identisch verlaufen, gibt es grundlegende körperliche Veränderungen, die bei allen Schwangerschaften die Regel sind. Diese Veränderungen beginnen fast unmittelbar nach der Empfängnis. Schließlich muß sich Ihr Körper darauf einstellen, die Entwicklung neuen Lebens zu ermöglichen.

In den ersten drei Monaten werden zusätzliche Mengen von Östrogen, dem »weiblichen« Hormon, ausgeschüttet. Die morgendliche Übelkeit geht oft auf diesen plötzlichen Anstieg des Hormonspiegels zurück. Manche Frauen haben das Gefühl, daß der ganze Körper anschwillt (der Bund von Hosen und Röcken beginnt schnell zu spannen), und schon zwei Wochen nach der Empfängnis können die Brüste empfindlich reagieren. Vielleicht stellen Sie eine Veränderung in der Hautfärbung fest, vor allem rund um die Brustwarzen. Wieder ist der erhöhte Hormonspiegel die Ursache.

Möglicherweise spüren Sie auch schon, wie sich die Gebärmutter öfter zusammenzieht, obwohl sich diese Kontraktionen vor allem im letzten Schwangerschaftsdrittel bemerkbar machen. Bei diesen sogenannten

Die werdende Mutter

Braxton-Hicks-Kontraktionen streckt sich der Uterus und bereitet sich auf die Schwangerschaft vor: Er trainiert sozusagen. In der achten Woche ist Ihr Uterus 6 cm lang und zu einem Drittel von der Plazenta ausgefüllt. Zu diesem Zeitpunkt wiegt der Uterus 200 Gramm, wovon 30 bis 90 Gramm auf das Fruchtwasser entfallen.

Sollten Schwindelgefühle und Ohnmachten vorkommen, liegt das wahrscheinlich am Abfall des normalen Blutdrucks. Dem können Sie vorbeugen: Essen Sie, um Ihren Blutzuckerspiegel zu halten, über den ganzen Tag verteilt häufig kleine Mahlzeiten.

Die Gelenke zwischen den Knochen des Beckens lockern sich und sind am Ende des ersten Schwangerschaftsdrittels beweglich. Für diese Veränderung ist das Hormon Relaxin verantwortlich.

Müdigkeit ist eine häufige Begleiterscheinung einer beginnenden Schwangerschaft. Auch das ist eine natürliche Auswirkung der hormonellen Veränderungen. Achten Sie auf eine ausgewogene Ernährung, die Ihnen die Phasen extremer Müdigkeit überwinden hilft.

Im ersten Schwangerschaftsdrittel ist eine Gewichtszunahme von drei Pfund zu erwarten.

Das Baby

- **Zehn Tage nach der Empfängnis**

Der Embryo ist den Eileiter hinuntergewandert und hat sich in der Gebärmutterwand eingenistet, wo er die nächsten neun Monate bleiben und heranwachsen wird, mit allen nötigen Nährstoffen versorgt.

- **Zweite Woche**

Hunderte von Zellen teilen sich mit großer Geschwindigkeit. Der Ansatz eines Herzens entwickelt sich. Der Embryo beginnt, eine längliche Form anzunehmen. Er ist immer noch flach und kleiner als eineinhalb Millimeter.

- **Dritte Woche**

Der Embryo hängt sich an die Plazenta, die alle lebenswichtigen Nährstoffe für ihn bereitstellt. Die erste Gehirnunterteilung ist zu sehen, und die Gliedmaßen haben die Form kleiner Knospen.

- **Vierte Woche**

Die Augen beginnen sich zu entwickeln. Das Herz teilt sich in die rechte und linke Hälfte und schlägt ab dem 25. Tag. Die Entwicklung der Lunge beginnt, ebenso die eines Kreislaufsystems, einfacher Nieren, einer Leber und eines Verdauungstrakts. Schon zeigt der Embryo die typische zusammengerollte Kauerhaltung, und das Gesicht zeichnet sich ab. Er ist jetzt etwa sechs Millimeter lang und zehntausendmal größer als das Ei, aus dem er hervorgegangen ist.

- **Fünfte Woche (zweiter Monat)**

Die Füße und Hände bilden sich aus. Schlüsselbein und Unterkiefer verknöchern. Die Ohren und die Nase beginnen sich zu entwickeln, und das Herz pumpt 65mal in der Minute.

- **Sechste Woche**

Das Skelett ist jetzt vollständig. Die Hauptorgane sind sichtbar und wachsen rasch. Die Beinansätze werden länger, während die Umrisse von Fingern und Zehen sichtbar werden. Die Nase ist bereits erkennbar, und die Augenlider bilden sich. Der Embryo ist jetzt 12 bis 18 Millimeter lang.

- **Siebte Woche**

Die Entwicklung der Muskeln beginnt. Immer mehr Knochen härten aus. Der Magen produziert nun Verdauungssäfte, die Leber stellt Blutzellen her, und die Nieren nehmen ihre Tätigkeit auf. Die Augenlinsen bilden sich. Der Embryo kann nun seine Hände und Finger bewegen. Die Ohren entwickeln sich weiter, und die ersten Zahnknospen erscheinen. Die Körperlänge beträgt inzwischen 18 bis 25 Millimeter.

● **Achte Woche**

Die Extremitäten zeichnen sich jetzt klar ab, und die Finger- und Zehenabdrücke erscheinen. Die Knochen härten weiter. Der Kopf ist verhältnismäßig groß, der Nacken klar erkennbar. Jetzt ist der Embryo gut 25 Millimeter lang und wiegt etwa ein Gramm.

● **Neunte Woche (dritter Monat)**

Die beiden Hälften des harten Gaumens an der Oberseite der Mundhöhle verbinden sich. Die Gallenblase wird sichtbar. Der Embryo kann sich jetzt im Uterus bewegen. Die Finger- und Zehennägel beginnen zu wachsen, und die Augenlider schließen sich zum ersten Mal. Die äußeren Geschlechtsorgane werden erkennbar, während sich die inneren Geschlechtsorgane erst noch entwickeln. Der Embryo kann die Stirn runzeln, schlucken und am Daumen nuckeln. Die Stimmbänder sind ausgereift, die Ausscheidung von Urin beginnt. Embryo und Plazenta sind am Ende des ersten Schwangerschaftsdrittels etwa gleich groß. Nach zehn Wochen ist der Embryo 5 cm lang, nach elf Wochen 6,2 cm und nach zwölf Wochen 7,5 cm. Er wiegt jetzt 30 Gramm.

Das zweite Schwangerschaftsdrittel

Die werdende Mutter

● Zwischen dem vierten und sechsten Monat hat sich Ihr Körper auf die hormonellen Veränderungen eingestellt, und in der Regel hört die Übelkeit damit auf. Sie können die Bewegungen Ihres Babys spüren, sein Herzschlag ist mit Hilfe eines Doptons zu hören. Bei Frauen über 35 Jahren wird meist während des vierten Monats eine Amniozentese vorgenommen. Bei diesem relativ unbedenklichen Verfahren wird eine lange Nadel durch die Bauchdecke der werdenden Mutter in die Fruchtblase eingeführt und etwas Fruchtwasser entnommen, das man auf eventuelle genetische Defekte hin untersucht.

Ihre Gebärmutter wächst im zweiten Schwangerschaftsdrittel enorm; im fünften Monat erreicht sie die Höhe Ihres Nabels. Die Gewichtszunahme ist nun offensichtlich; am Ende des sechsten Monats haben Sie vielleicht schon neun Pfund zugenommen. In dieser Phase wird man Ihnen die Schwangerschaft bereits ansehen können. Die Atmung wird allmählich flacher, da die Lungenflügel vom Zwerchfell zusammengedrückt werden. Oft helfen hier Atemübungen, und wenn Sie die Arme über den Kopf heben, bekommt Ihr Atem mehr Raum.

Manche Frauen verspüren ein Kribbeln in den Extremitäten, weil viel Blut zur Ernährung der Plazenta abgezogen wird.

Vielleicht bekommen Sie aufgrund der veränderten Gewichtsverteilung Kreuzschmerzen. Die richtige Haltung bei verschiedenen Tätigkeiten und flache Schuhe sind von jetzt an bis zum Ende der Schwangerschaft besonders wichtig.

Ab dem fünften Monat können die Drüsen in Ihren Brüsten Kolostrum produzieren, eine gelbliche Flüssigkeit, die die erste Nahrung Ihres Kindes sein wird. BH-Einlagen aus Naturfasern saugen eventuell auslaufende Flüssigkeit auf.

- **Vierter Monat**

Das Baby

Unter der Haut entwickelt sich eine Fettschicht. Die Nägel werden hart, und Brustwarzen erscheinen. Mandeln werden erkennbar, und die Sinnesorgane sind nun vollständig ausgebildet. Der Fötus, wie er jetzt genannt wird, kann sich in der Gebärmutter drehen. Mit viereinhalb Monaten ist er 15 cm lang und wiegt 120 Gramm. Mund und Lippen haben ihre endgültige Form, die Augenbrauen und Wimpern wachsen. Der Fötus hat bereits einen Schlaf- und Wachzyklus und ist fähig zu sehen, obwohl er die Augen immer noch geschlossen hält.

- **Fünfter Monat**

Die Anlagen der bleibenden Zähne erscheinen in den Kiefern. Die Zungenwurzel und die Lymphdrüsen sind erkennbar. Der Fötus kann nun mit seinen Händchen greifen. Ein haariger Bewuchs (Lanugo) bedeckt die Arme, Beine und den Rücken. Die Mutter spürt erstmals die Bewegungen ihres Babys. Es ist jetzt 25 bis 30 cm lang und wiegt 240 bis 450 Gramm. Das Wachstum geht sehr schnell voran.

- **Sechster Monat**

Die Knochenbildung in der Wirbelsäule beginnt. Die Nagelränder stehen nun über die Haut vor. Der größte Teil des Lanugos verschwindet wieder, obwohl noch Spuren davon auf der Haut des Neugeborenen sichtbar sein können. Die Haut ist rot, faltig und mit einer Schutzschicht überzogen, der Käseschmiere, die auch noch nach der Geburt vorhanden ist. Die Nabelschnur erreicht jetzt ihre maximale Länge. Der Fötus ist 27 bis 35 cm lang und wiegt 450 bis 900 Gramm.

Das letzte Schwangerschaftsdrittel

Die werdende Mutter

- In den letzten drei Monaten werden Sie weiter zunehmen. Das in Ihrem Körper in Zähnen und Knochen gelagerte Kalzium wird in großen Mengen von Ihrem Baby gebraucht, damit es immer weiter heranwachsen kann. Es ist daher wichtig, daß Sie dieses Mineral reichlich zu sich nehmen, um den Bedarf Ihres Kindes zu decken und bei sich selbst Beinkrämpfe oder Zahnprobleme zu vermeiden.
Geschwollene Füße (Ödeme), Kopfschmerzen, Nebenhöhlenbeschwerden und Müdigkeit sind Probleme, die im letzten Schwangerschaftsdrittel nicht selten anzutreffen sind. Essen Sie genügend Eiweiß; das hält sowohl die Müdigkeit als auch die Schwellungen in den Extremitäten in Grenzen.
Das Fettgewebe in Ihren Brüsten nimmt zu, und Ihre Brüste werden schwerer und schmerzempfindlich. Blaue Adern werden im Brustbereich sichtbar, denn die Blutzufuhr zu den Brüsten steigt an, und die Blutgefäße erweitern sich.
Besonders häufig leiden Schwangere an Rückenschmerzen. Verstopfung und Blähungen sind auf den vergrößerten Uterus zurückzuführen, der die Eingeweide zusammendrückt, was die Verdauung verlangsamt. Auch Eisenpräparate können Verstopfung verursachen. Die auftretenden Schwangerschaftsstreifen lassen sich in Grenzen halten, wenn Sie die betroffenen Hautregionen mit Vitamin E oder speziellen Ölen behandeln. Eine allgemeine Massage oder jede Art von Betätigung, die

streßlindernd wirkt, hilft ebenso, die Bildung von Dehnungsstreifen so gering wie möglich zu halten.

In der ganzen Schwangerschaft werden Sie eine Zunahme des Scheidensekrets feststellen, besonders aber in den letzten drei Monaten. Ursache dafür ist die erhöhte Blutzufuhr in der Beckenregion und der veränderte Hormonspiegel. Vielleicht ist Ihnen auch manchmal während der letzten Monate sehr warm oder sogar heiß. Ihr Knochenmark produziert mehr rote Blutkörperchen, wodurch sich das Gesamtvolumen des Bluts um 30 bis 50 Prozent vergrößert. Aus diesem Grund ist auch der Eisenbedarf erhöht. Ihr Herz verändert seine Lage und wird etwas größer, um den neuen Anforderungen gewachsen zu sein.

Das Körpergewicht steigt in den letzten drei Monaten noch einmal um neun bis elf Pfund; insgesamt liegt die Gewichtszunahme in einem Bereich von 22 bis 27 Pfund.

Am Ende der Schwangerschaft hat Ihre Gebärmutter das Fünf- bis Sechsfache ihrer ursprünglichen Größe erreicht, ihr Gewicht verzwanzigfacht und ihr Volumen vertausendfacht. Der Uterus ist vor der Geburt 35 cm lang, hat einen Durchmesser von 18 bis 23 cm und wiegt ein Kilogramm; die Plazenta wiegt zu diesem Zeitpunkt knapp 700 Gramm.

Wenn die Geburt näherrückt, beginnen die Milchdrüsen, reichlich Kolostrum zu produzieren, und der Körper bereitet sich auf die ersten Wehenkontraktionen vor.

- **Siebter Monat**

Ihr Baby wächst weiter und bewegt sich immer mehr. Alle wichtigen Körpersysteme sind entwickelt, und der Fötus dreht sich nun in der Regel mit dem Kopf nach unten und wird diese Position bis zur Geburt beibehalten. Er ist jetzt 40 cm lang.

- **Achter Monat**

Die Haut des Fötus glättet sich; er setzt Fett an. Er hat eine Länge von 45 cm und ein Gewicht von 2250 Gramm erreicht.

Das Baby

● **Neunter Monat**

Das Herz pumpt täglich an die 300 Liter Blut. Die Lider öffnen und schließen sich. Die Haut ist immer noch mit Käseschmiere bedeckt. Alles ist weiter in Wachstum. Am Ende des neunten Monats wiegt Ihr Baby 3100 bis 3600 Gramm. Sein Kopf stellt sich ins Becken ein, bereit zur Geburt. Das Gewicht des befruchteten Eis hat sich fünf Milliarden Mal vergrößert. Eine einzige Zelle hat sich in 200 Millionen Zellen geteilt.

TAGESBEDARF AN VITAMINEN UND MINERALSTOFFEN

Für Schwangere und Stillende werden von der Deutschen Gesellschaft für Ernährung folgende Tagesmengen an Vitaminen und Mineralstoffen empfohlen (1991):

	Schwangere	Stillende
• Energiezuschlag	300 kcal	650 kcal
• Protein	58 g	63 g
• Kalzium	1200 mg	1300 mg
• Magnesium	300 mg	375 mg
• Eisen	30 mg	20 mg
• Jod	230 ng	260 ng
• Zink	15 mg	22 mg
• Vitamin A	1,1 mg	1,8 mg
• Vitamin D	10 ng	10 ng
• Vitamin E	250 I.E.	300 I.E.
• Vitamin K	65 ng	65 ng
• Thiamin	1,5 mg	1,7 mg
• Riboflavin	1,8 mg	2,3 mg
• Niacin	17 mg	20 mg
• Vitamin B6	2,6 mg	2,2 mg
• Folsäure	600 ng	450 ng
• Vitamin B12	3,5 ng	4,0 ng
• Vitamin C	100 mg	125 mg

WORTERKLÄRUNGEN

Amniozentese Ein Test, der im vierten Schwangerschaftsmonat durchgeführt wird, um genetische Defekte aufzuspüren. Eine lange Nadel wird zur Entnahme von Fruchtwasser durch die Bauchdecke der Mutter eingeführt.

Braxton-Hicks-Kontraktionen Meist schmerzlose Kontraktionen des Uterus in unregelmäßigen Abständen, die das Organ für die Schwangerschaft und Wehenarbeit vorbereiten.

Emmenagogikum Heilkraut, das eine Wirkung auf die weiblichen Fortpflanzungsorgane hat.

Episiotomie Dammschnitt; chirurgischer Einschnitt in das Perineum, um dem durchtretenden Köpfchen des Babys mehr Platz zu verschaffen.

Eröffnung Das Weitwerden des Muttermunds vor oder während der Wehen.

Hämoglobin Eiweißstoff im Blut, der für die rote Färbung verantwortlich ist und Eisen transportiert.

in utero In der Gebärmutter befindlich.

Ischias Entzündung des Ischiasnervs. Schmerz verläuft im allgemeinen von der unteren Rückenpartie über die Mitte der Rückseite eines der Beine.

Käseschmiere Weiße, fettige Substanz, die die Haut des Fötus und Neugeborenen überzieht.

Katecholamine Die Verbindungen dieser Gruppe, Norepinephrin und Epinephrin (Adrenalin), sind für die »Kampf-oder-Flucht-Reaktion« auf

Streß verantwortlich. Ist eine größere Menge dieser Substanzen vorhanden, kann das die Entwicklung des Fötus negativ beeinflussen und die Freisetzung der für die Wehen nötigen Hormone hemmen.

Keloidnarben Wulstnarben; verdicktes, seilartiges, farbloses Narbengewebe.

Klopfen Griff der Schwedischen Massage, der in den ersten zehn Sekunden anregend wirkt, nach zehn Sekunden beruhigend.

Kneten Griff der Schwedischen Massage, bei dem Muskeln über Knochen bewegt werden. Dadurch läßt sich der Muskeltonus erhöhen.

Kolostrum Eine dünne, gelbe Flüssigkeit, die erste milchartige Nahrung, die von den Brüsten bis einige Tage nach der Geburt produziert wird.

Laktation Bildung von Muttermilch.

Lanugo Wollbehaarung; Haarschicht, die den Fötus im fünften und sechsten Monat überzieht. Reste davon können noch am Neugeborenen zu sehen sein.

Mastitis Brustentzündung.

Multipara Frau, die bereits geboren hat.

Ödem Abnorme Schwellung der Extremitäten aufgrund übermäßiger Wasseransammlungen im Gewebe.

Östrogen Weibliches Sexualhormon.

Oxytozin Von der Hypophyse produziertes Hormon, das die Gebärmutterkontraktionen anregt und die Blutung nach der Geburt kontrolliert.

Perineum Damm; Bereich zwischen Vagina und Anus.

Plazenta Mutterkuchen; Gewebe im Uterus, über das der Fötus ernährt wird.

Primapara Frau, die ihr erstes Baby bekommt.

Progesteron Das Hormon, das den Uterus auf das Einnisten des befruchteten Eies vorbereitet.

Prolaktin Hormon, das die Milchproduktion anregt.

Reiben Kreisförmiger oder quer zur Faser ausgeführter Griff der Schwedischen Massage, der Muskelkrämpfe und Verklebungen löst.

Relaxin Hormon, das für die Lockerung der Bänder und Gelenke im Beckenbereich während der Wehen verantwortlich ist.

Rückbildung Der Uterus verkleinert sich auf die ursprüngliche Größe.

Schwangerschaftstoxikose Vergiftung während der Schwangerschaft. Symptome dafür sind Ödeme, hoher Blutdruck, rasche Gewichtszunahme, Kopfschmerzen und Sehstörungen. Hier ist unbedingt ein Arzt aufzusuchen.

Streichen Langer, gleitender Griff der Schwedischen Massage, der zu Beginn einer Massage eingesetzt wird.

Verstreichen Dünnwerden des Muttermundes vor oder während der Wehen.

Wochenfluß Normale Absonderung von Blut und Schleim aus der Gebärmutter nach der Geburt.

LITERATUR

Balaskas, Janet: *Aktive Geburt. Ein praktischer Rabgeber für junge Eltern.* München: Kösel 1993.

Balaskas, Janet: *Väter begleiten die Aktive Geburt. Gemeinsam Schwangerschaft und Geburt erleben.* München: Kösel 1994.

Balaskas Janet: *Yoga für Schwangere. Übungsprogramm mit 2 Tonkassetten.* München: Kösel 1992.

Balaskas, Janet: *Yoga für werdende Mütter.* München: Kösel 1995.

Birch, Elizabeth R.: »The Experience of Touch Received During Labor«. In: *The Journal of Nurse-Midwifery,* Vol. 31, No. 6 (Nov./Dez. 1986), S. 270-276.

Boston Women's Health Book Collective: *Unser Körper – Unser Leben.* Reinbek: Rowohlt TB 1988.

Charlish, Anne: *Gesund und entspannt in der Schwangerschaft. Sanfte Heilmethoden.* München: Kösel 1996.

Downing, George: *Partner-Massage. Fitness, Schönheit, Freude.* München: Goldmann TB 1994.

Drake, Jonathan: *Alexander-Technik im Alltag. Wie Sie Bewegung und Haltung verbessern können.* München: Kösel 1993.

Fischer-Rizzi, Susanne: *Aroma-Massage. Gesundheit und Wohlgefühl für Körper und Seele.* München: Hugendubel (Irisiana) [2]1995.

Fischer-Rizzi, Susanne: *Himmlische Düfte. Aromatherapie: Anwendung wohlriechender Pflanzenessenzen und ihrer Wirkung auf Körper und Seele.* München: Hugendubel (Irisiana) [11]1995.

Goldsmith, Judith: *Childbirth Wisdom.* New York: Congdon & Weed 1984, S. 39.

Inkeles, Gordon: *Sinnliche Entspannung. Die sensitive Partnermassage – Spannungen in 3 bis 10 Minuten lösen.* München: Goldmann TB, 1993.

Kitzinger, Sheila: Bereit zur Geburt. *Das Übungsprogramm mit Tonkassette.* München: Kösel 1986.

Kitzinger, Sheila: *Geburt ist Frauensache. Leitfaden für eine selbstbestimmte Geburt.* München: Kösel 1993.

Kitzinger, Sheila: *Mutter werden über 30*. Bergisch-Gladbach: Bastei-Lübbe 1992.

Kitzinger, Sheila: *Schwangerschaft und Geburt. Das umfassende Handbuch für junge Eltern*. München: Kösel [8]1995.

Kunz, Kevin/Kunz, Barbara: *Das große Buch der Reflexzonenmassage*. München: Heyne TB 1991.

La Leche League International: *Handbuch für die stillende Mutter*. La Leche Liga 1990. (Bezugsadresse: La Leche Liga Deutschland e.V., Postfach 65 00 96, 81214 München).

Leboyer, Frédérick: *Geburt mit Leboyer. Wellen des Lebens*. Videokassette. München: Kösel 1985.

Lothrop, Hannah: *Das Stillbuch*. München: Kösel [21]1996.

Middendorf, Ilse: *Der erfahrbare Atem. Eine Atemlehre*. Mit 2 Tonkassetten. Paderborn: Junfermann [8]1993.

Odent, Michel: *Die sanfte Geburt*. Bergisch-Gladbach: Bastei-Lübbe TB 1990.

Odent, Michel/Johnson, Jessica: *Wir alle sind Kinder des Wassers*. München: Kösel 1995.

Scott, Julian/Scott, Susan: *Naturmedizin für Frauen. Helfen — Heilen — Vorbeugen durch Heilkräuter, Homöopathie, Heilgymnastik, Entspannung, Meditation. Mit vielen sanften Tips gegen lästige Beschwerden und Probleme*. München: Mosaik 1992.

Tisserand, Maggie: *Die Geheimnisse wohlriechender Essenzen. Bezaubernde Düfte für Schönheit, Sinnlichkeit, Inspiration und Wohlbefinden. Aromatherapie, ätherische Öle*. Aitrang: Windpferd, [15]1993.

Weed, Susan S.: *Naturheilkunde für schwangere Frauen und Säuglinge. Ein Handbuch*. Berlin: Orlanda Frauenverlag 1989.

Wilberg, Gerlinde M.: *Zeit für uns. Ein Buch über Schwangerschaft, Geburt und Kind*. Frankfurt/M.: Fischer TB [14]1994.

Wilberg, Gerlinde M./Hujber, Karlo: *Natürliche Geburtsvorbereitung und Geburtshilfe. Ein Handbuch*. München: Kösel [2]1992.

REGISTER

M

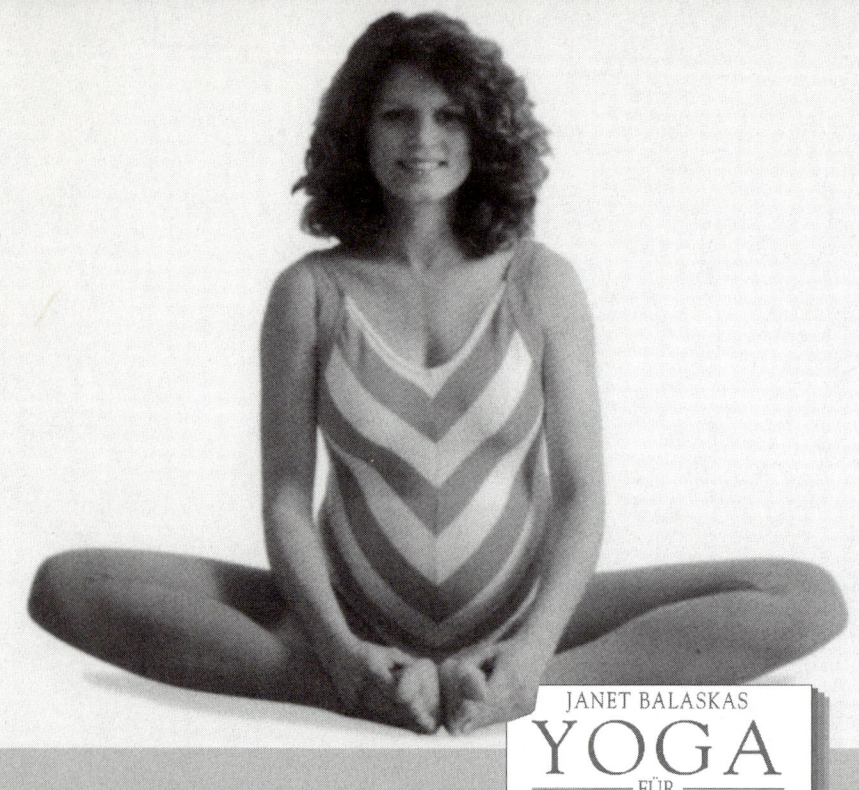
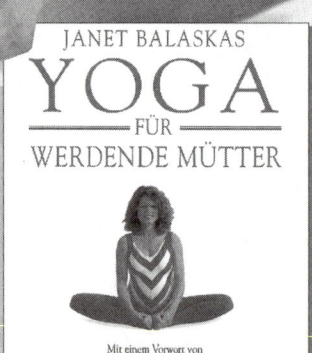
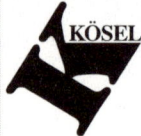